LA

# RÉSECTION DU SEGMENT ILÉO-CÆCAL

## DE L'INTESTIN

IMPRIMERIE LEMALE ET Cⁱᵉ, HAVRE

LA

# RÉSECTION DU SEGMENT ILÉO-CÆCAL

# DE L'INTESTIN

PAR

## Le D$^r$ Marcel BAILLET

Ancien interne des hôpitaux
Ancien aide d'anatomie

———————◆◄►◆———————

PARIS

G. STEINHEIL, ÉDITEUR

2, RUE CASIMIR-DELAVIGNE, 2

1894

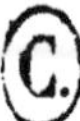

A LA MÉMOIRE DE MON PÈRE

En terminant mes études médicales, je suis heureux d'avoir l'occasion d'adresser mes remerciements à ceux qui ont contribué à mon instruction.

Mes maîtres en chirurgie : M. le D<sup>r</sup> Théophile Anger (Cochin, 1890), M. le D<sup>r</sup> Bouilly (service de gynécologie, Cochin, 1891), M. le professeur Tillaux (Hôtel-Dieu 1892), M. le professeur Terrier (Bichat, 1893), verront, je l'espère, dans ce travail, quelques traces de leur enseignement marquées par les tendances chirurgicales qui s'y trouvent et les idées générales qui l'ont inspiré.

Je remercie M. le professeur Terrier de ce qu'il a fait pour mon instruction en me laissant dans son service une large initiative ; j'ai fait ce que j'ai pu pour me rendre digne de cette marque de confiance ; mais je tiens particulièrement à lui affirmer ma reconnaissance pour les marques d'amitié qu'il m'a données.

L'idée de ce travail appartient à M. le D<sup>r</sup> Hartmann.

27 décembre 1893.

LA

# RÉSECTION DU SEGMENT ILÉO-CÆCAL
## DE L'INTESTIN

## PRÉLIMINAIRES

Par la dénomination de segment iléo-cæcal, nous entendons la partie du segment intestinal attenant à la valvule iléo-cæcale et comprenant par conséquent : une partie plus ou moins étendue de l'iléon, une partie plus ou moins étendue du côlon, le cæcum avec son appendice; la dénomination d'anse iléo-colique que j'avais d'abord adoptée, me semble moins précise; j'emploierai ce terme néanmoins à cause de sa commodité.

J'exclus donc ainsi les résections partielles du cæcum dont je ferai l'étude critique plus loin.

L'étude de la résection de l'anse iléo-cæcale mérite d'être distraite de l'étude des résections intestinales en général ; outre que la résection est pratiquée sur les autres segments de l'intestin surtout pour cause de hernie gangrenée qui ne se rencontre que très rarement sur le cæcum, il est d'autres raisons qui engagent à faire cette séparation. Salzer ne dit-il pas qu'il lui semble bien plus logique de rapprocher le cancer de l'intestin du cancer du pylore et de celui de l'estomac que du cancer du cæcum ; c'est qu'en effet la première variété se trouve en pleine cavité péritonéale ; tandis que la seconde variété est isolée ou peut être isolée jusqu'à un certain point du péritoine ; de là naît la possibilité d'opérer extra-péritonéalement, et la possibilité, si quelque incident d'infection se produit, de le localiser à la région péricæcale où il est facile d'agir sur lui. Tandis qu'une insuffisance dans la suture d'un anse quelconque de l'intestin grêle amènerait presque fatalement une péritonite mortelle, dans notre cas, il se produira une fistule stercorale précédée ou non d'un phlegmon et d'un abcès.

Il est juste de dire que ces gros avantages sont jusqu'à un certain point compensés par la difficulté bien plus grande qu'on trouve à faire l'opération : la résection est difficile, l'entérorraphie l'est également, et ce sont là de nouvelles raisons pour séparer la résection de l'anse iléo-colique de celle de l'intestin en général.

Ce travail repose surtout sur l'étude, la comparaison et la critique des observations de résection du cæcum parues jusqu'ici ; j'en ai réuni près de quatre-vingts, ce doit être à peu près la totalité de celles qui existent ; le nombre des cas qui figurent dans mon tableau est plus grand, cela tient à ce qu'un certain nombre de cas ont simplement été présentés aux divers congrès, mais non publiés (1).

J'ai tâché, autant que faire se pouvait, de donner mes observations *in extenso* afin qu'elles puissent servir à d'autres d'éléments de travail ou de critique et afin qu'on ne puisse pas me

_______________

(1) Il existe à ma connaissance deux autres cas, l'un appartient à M. le docteur Lejars, l'autre à M. le docteur Bazy.

faire le reproche d'en avoir supprimé des éléments gênant mes conclusions ; j'ai, en effet, entrepris ce travail sans idée préconçue. Cependant, j'ai quelquefois été obligé de donner des observations tirées d'intermédiaires, parce que les sources m'ont manqué ; aussi quelques-unes sont-elles remarquablement abrégées ; cependant, à part deux exceptions, elles m'ont paru présenter des éléments de critique suffisants.

Chaque observation (quel que soit l'endroit où je l'ai prise) est accompagnée de l'indication de sa source originelle, et de la date de l'opération.

Peut-être trouvera-t-on une discordance notable sur quelques points avec les indications d'autres auteurs : j'affirme l'exactitude de mes indications ; mais j'ai déjà constaté cette discordance dans les citations, elle résulte de fautes d'interprétation ; cela est en particulier manifeste pour Billroth, à qui on attribue 25 cas de résection du cæcum et qui n'en a fait que 18 ; ce qui vient de ce qu'il a traité chirurgicalement 25 cas d'affections du cæcum, dont 18 par résection et 7 par d'autres procédés. A propos de Billroth, quoique 18 cas figurent sous son nom, je dois dire que tous ne lui sont pas personnels, mais quelques-uns appartiennent à ses assistants von Haüer, von Hacker ou Salzer.

Un certain nombre de cas ne sont que des résections partielles et sortent de notre cadre. L'expression d'entérorraphie par apposition latérale a créé également une confusion qui a été de classer parmi les cas d'entéro-anastomose plusieurs cas de résection du cæcum où l'entérorraphie fut faite par le procédé énoncé (voyez observations de Senn).

# HISTORIQUE

Lorsqu'on fait l'histoire de l'entérectomie, il faut établir une distinction absolue entre deux ordres de faits : il y a des entérectomies pratiquées pour hernie gangrenée, il y a des entérectomies faites pour lésions chroniques de l'intestin. Dans le premier cas, l'idée de la résection de l'intestin est rapidement venue s'imposer à l'esprit du chirurgien comme une nécessité, il ne faisait en somme que régulariser un travail d'élimination; dans le second cas, l'opération prêtait bien plus à discussion. La résection de l'intestin pour hernie gangrenée est fort ancienne puisque le premier cas date de 1701 : il appartient à Méry; à partir de 1879, elle est fréquemment faite : en effet Kocher réunit 155 cas de résection de l'intestin faits dans une période de cinq ans (de 1883 à 1888).

La première entérectomie pour cancer appartient à Reybard, elle date de 1835, mais ce fut un fait isolé; quelques cas se rencontrent jusqu'en 1879, époque de laquelle date véritablement la résection de l'intestin : Billroth fit sa première en 1879, Czerny en 1880.

C'est aussi de cette époque que date la première résection du cæcum (Kraussold); cependant, elle fut pendant assez longtemps pratiquée timidement à cause des difficultés qui l'accompagnaient, mais aussi pour une autre raison; à la naissance d'opérations de ce genre, c'est seulement pour les cas graves pour lesquels ils ont la main forcée, que les chirurgiens interviennent, ce sont les mauvais cas; aussi voyons-nous le début de ces tentatives marqué par des désastres. Jusqu'en 1885, par exemple, la résection de l'anse iléo-colique avait été faite 15 fois et avait donné 10 décès; mais quand l'opération a traversé cette épreuve, que sa possibilité est reconnue, elle est appliquée à des cas plus simples et dès lors la mortalité baisse énormément.

Dans ces derniers temps, la résection de l'anse iléo-colique a pris un essort qui est absolument en rapport avec la fréquence des lésions du cæcum; d'abord presque exclusivement pratiquée en Allemagne et en Autriche, elle est devenue d'une pratique courante en Amérique et va le devenir en France.

Si on fait abstraction des cas de résection de l'intestin pour hernie gangrenée on voit que le cæcum vient en première ligne par le nombre des interventions; c'est là, en effet, surtout que se localisent les lésions chroniques de l'intestin. Le cancer (abstraction faite du rectum) s'y voit plus souvent que sur les autres parties de l'intestin. La tuberculose localisée ne se rencontre presque que là. L'invagination trouve en ce point une disposition très favorable à sa production : c'est la différence de calibre des deux intestins et la poussée presque continuelle qui se fait sur la valvule de Bauhin; enfin la fréquence de l'appendicite cause la fréquence des fistules pyo-stercorales.

On peut dire, je crois, que jusqu'ici les chirurgiens en sont encore à la période d'essai; la résection de l'anse iléo-colique a été tentée avec des chances inégales, sans que des conclusions

aient été tirées de ces essais, sans que ses indications aient
été posées. Les cas sont aujourd'hui assez nombreux pour que
cela soit fait; c'est d'autant plus utile que la résection n'est pas
le seul mode de traitement des lésions cæcales, et en particulier on a proposé de leur appliquer et on leur a appliqué les
méthodes de l'entéro-anastomose.

J'ai réuni dans un tableau tous les cas que j'ai recueillis de
résection de l'anse iléo-colique. Ces cas sont groupés dans
l'ordre chronologique; toutefois, j'ai mis à part les cas de
Billroth et ceux de Czerny qui forment par leur nombre deux
séries qu'il y a, je pense, intérêt à conserver.

Pour déterminer la nature de la maladie, j'ai choisi la lésion
la plus importante au point de vue opératoire. J'avais, en effet, à
choisir dans certains cas entre deux affections, car on trouve
fréquemment les associations suivantes : d'une part invagination et cancer, d'autre part tuberculose et fistule. Or, dans le
premier cas, la lésion qui a de l'importance au point de vue
opératoire est évidemment l'invagination, car alors le carcinome
est bien enkysté et n'a déterminé aucune adhérence ; dans le
deuxième cas, c'est la fistule qui crée le danger, c'est elle qui
guide l'intervention.

TABLEAU CHRONOLOGIQUE DES CAS DE RÉSECTION DE L'ANSE ILÉO-
COLIQUE PUBLIÉS AU 31 DÉCEMBRE 1893.

| NOM DE L'OPÉRATEUR | DATE DE L'OPÉRATION | NATURE DE L'AFFECTION | RÉSULTAT |
|---|---|---|---|
| **Kraussold** | 21 avril 1879 | Cancer | M. |
| **Dillner** | 11 février 1882 | Fistule stercorale | M. |
| **Wölfler** | 1882 | Fistule | M. |
| **Maydl** | 20 août 1882 | Cancer | G. |
| **Sydney Jones** | 23 mai 1884 | Cancer | M. |

| NOM DE L'OPÉRATEUR | DATE DE L'OPÉRATION | NATURE DE L'AFFECTION | RÉSULTAT |
|---|---|---|---|
| Trombetta | 13 juin 1884 | | M. |
| Durante | (?) | Rétrécissem$^t$ fibreux (?). | G. |
| Whitehead | 25 octobre 1884 | Cancer | M. |
| Von Bergmann | 13 décembre 1884 | Cancer | G. |
| Maydl | 16 mars 1885 | Anus artificiel | G. |
| Hofmolk | avril 1885 | Adéno-carcinome | G. |
| Riedel | 16 octobre 1885 | Cancer | G. |
| Kahn | 16 août 1886 | Sarcome | G. |
| Wassilief | 17 novembre 1886 | Invagination | G. |
| Wassilief (1) | avril 1887 | Anus | G. |
| Maydl | 13 mars 1887 | Rétrécissem$^t$ cicatriciel. | G. |
| Socin | 1887 (cité pour mémoire). | | |
| Suchier | 1er novembre 1887 | Tuberculose | G. |
| Bassini (2) | 1er avril 1887 | Lympho-sarcome | G. |
| Sacré | 21 juin 1887 | (?) | M. |
| Bouilly | 6 décembre 1887 | Tuberculose | G. |
| Barton | (?) | Cancer | G. |
| Matlakowsky | 3 mai 1889 | Rétrécissem$^t$ inflammat$^{re}$ | G. |
| Rosenthal | 11 mai 1889 | Invagination | G. |
| Gussenbauer | 17 mai 1889 | Tuberculose | G. |
| Gussenbauer | 30 août 1889 | Tnberculose | G. |
| Senn | 9 octobre 1889 | Cancer | G. |
| Senn | 19 novembre 1889 | Invagination | M. |
| König | | Cancer | M. |
| König | (cité pour mémoire). Congr. de chirurgie 1890. | | |
| König | | Id. | |
| Braun | | Id. | |
| Rehn | | Id. | |
| Lauenstein | (?) | Invagination | G. |
| Roux | 10 mai 1890 | Tuberculose | G. |
| Mac Cormac | 10 décembre 1890 | Invagination | G. |

(1) Il s'agit du même individu, les deux opérations figurent dans la même observation.

(2) Ce cas donné comme cancer ne nous semble pas en être un.

| NOM DE L'OPÉRATEUR | DATE DE L'OPÉRATION | NATURE DE L'AFFECTION | RÉSULTAT |
|---|---|---|---|
| **Mac Cormac** (1). | 20 février 1891..... | Anus............... | G. |
| **Matlakowski** ... | 19 février 1891..... | Cancer............... | G. |
| **Carmalt**......... | (Cité pour mémoire.) | | |
| **Davis Colley**.... | 11 juin 1891....... | Anus............... | G. |
| **Péan** ........... | 17 août 1891....... | Cancer............... | M. |
| **Broca** .......... | 28 août 1891...... | Tuberculose........... | M. |
| **Sachs** .......... | 12 novembre 1891.. | Tuberculose........... | G. |
| **Zahlmann** ...... | 30 mai 1892....... | Tuberculose........... | G. |
| **Boiffin**......... | 28 mai 1892...... | Invagination.......... | G. |
| **Frank**.......... | 11 septembre 1892. | Cancer............... | G. |
| **Doyen**............ | (?) ....... | Anus............... | G. |
| **Bruce Clarke** ... | (?) ....... | Hernie.............. | G. |
| **Broca** .......... | 30 novembre 1892.. | Tuberculose........... | G. |
| **Bramann**........ | (?) ....... | Cancer............... | G. |
| **Frank**.......... | 17 janvier 1893..... | Cancer............... | G. |
| **Lawston**........ | 21 janvier 1893..... | Cancer............... | G. |
| **Gilford**......... | 13 février 1893..... | Sarcome............. | G. |
| **Hartmann** ...... | 18 avril 1893...... | Rétrécissem$^t$ inflammat$^{re}$ | G. |
| **Richelot**........ | 21 octobre 1893.... | Tuberculose........... | G. |
| **Théoph. Anger**. | novembre 1893..... | Cancer............... | G. |
| **Richelot**........ | novembre 1893..... | Tuberculose........... | M. |
| **Richelot**........ | 23 décembre 1893.. | Cancer de l'appendice... | ? |

### Statistique de BILLROTH, d'après SALZER

| DATE DE L'OPÉRATION | NATURE DE L'AFFECTION | RÉSULTAT |
|---|---|---|
| 20 septembre 1881............. | Cancer............... | M. |
| 23 mars 1884................. | Cancer............... | G. |
| 13 mars 1886................. | Cancer............... | M. |
| Mai 1886.................... | Cancer............... | G. |
| 3 mai 1886.................. | (?) ............. | M. |
| 4 juillet 1888................ | Invagination.......... | G. |
| 6 novembre 1888............. | Fistule.............. | M. |
| 7 novembre 1888............. | Anus............... | G. |
| 3 mai 1889................. | Tumeur (?)............ | M. |
| 10 juillet 1889............... | Tuberculose .......... | G. |

(1) Il s'agit du même individu ; même observation.

| DATE DE L'OPÉRATION | NATURE DE L'AFFECTION | RÉSULTAT |
|---|---|---|
| 12 juillet 1889 | Tuberculose | M. |
| 17 décembre 1889 | Tuberculose | G. |
| 19 décembre 1889 | Fistule (1) | G. |
| 10 février 1890 | Carcinome | G. |
| 10 mars 1890 | Fistule | G. |
| 18 mars 1890 | Invagination | M. |
| 8 mai 1890 | Cancer | M. |
| 26 février 1891 | Tuberculose | G. |

*Statistique de* CZERNY

| | | |
|---|---|---|
| 20 septembre 1882 | Cancer | M. |
| 27 juillet 1883 | Invagination | M. |
| 7 juin 1884 | Invagination | M. |
| 9 décembre 1884 | Invagination | G. |
| 12 juin 1886 | Tuberculose | G. |
| 9 janvier 1887 | Cancer | M. |
| 11 février 1888 | Tuberculose | G. |
| 15 mai 1888 | Invagination | G. |
| 30 juin 1890 | Tuberculose | M. |
| 6 octobre 1890 | Cancer | M. |
| 15 décembre 1891 | Fistule | G. |
| 5 mars 1892 | Fistule | M. |
| 23 mai 1892 | Tuberculose | G. |
| 25 mai 1892 | Tuberculose | G. |

Le tableau précédent contient donc 90 cas de résection de l'anse iléo-colique, avec 27 morts et 57 guérisons et 6 cas où le résultat n'est pas indiqué.

Mais on aurait une idée bien inexacte de la valeur de la résection du cæcum en s'en tenant à ces chiffres, car d'une part on devrait établir deux périodes: celle du début, et la période actuelle ; or nous voyons que le début donne sur 15 cas

(1) Le malade, guéri de cette opération, a succombé plus tard à une seconde intervention.

10 décès, en sorte qu'il ne resterait plus que 17 décès sur 75 cas opérés depuis 1885 ; et d'autre part on est frappé de la différence des résultats avec la nature différente de la cause qui a amené à faire la résection ; ceci nous amène à établir une division des affections du cæcum.

Nous avons établi quatre classes : 1° cancers ; 2° tumeurs non cancéreuses ; 3° invaginations chroniques ; 4° fistules. Enfin nous ajouterons quelques cas qui ne rentrent dans aucun de ces cadres. Dans chacune de ces classes, nous rechercherons quelle fut la mortalité, mais nous ne nous en tiendrons pas là, et une étude critique de chacun des cas terminé par la mort nous donnera une idée exacte de la valeur de la résection de l'anse iléo-colique ; cette étude est nécessaire, car elle montrera un certain nombre de cas où l'opération n'eût pas dû être faite, et d'autres cas où elle n'a pas été faite comme elle aurait dû l'être ; lorsque ces cas se sont terminés par la mort, la statistique de la résection s'en trouve chargée à tort, et cela pourrait suffire à qui n'irait pas au fond des choses pour faire rejeter l'opération.

Les principaux travaux parus sur cette question sont :

Suchier. — Beitrag zür operativen Behandlung cæcum tumorens. *Berliner klinische Wochenschrift*, 1889, p. 617.

Matlakonsky. — Ueber Resection des blinddarmes bei Carcinomatöser und narbiger Stenose. *Deutsche Zeitschrift für Chirurgie*, 1892, t. 33, p. 321.

Salzer. — Beiträge zür Pathologie on chirurgischen Therapie chronischen Cæcum krankungen. *Arch. für klinische Chiruryie*, 1892, t. 43, p. 101.

Czerny. — *Beitrage für klinische Chirurgie*, 1892, p. 661.

Rosenthal. — *Wiener medical Presse*, 1892.

    # PREMIERE PARTIE

## VALEUR DE LA RÉSECTION DE L'ANSE ILÉO-CŒCALE BASÉE SUR L'ÉTUDE DES OBSERVATIONS.

### A. — Observations de cancer.

OBSERVATION 1. — *Cancer du cæcum, compliqué de fistule. Résection. Entérorraphie. Mort.* KRAUSSOLD, 21 avril 1879. *Centralblatt für Chirurgie*, 1881, t. VIII, p. 184.

*Antécédents.* — Homme de 62 ans. Fait remonter les accidents à un coup de pied qu'il a reçu il y a six ans dans la région de la fosse iliaque droite. Depuis treize mois, il s'est créé une double fistule stercorale.

*État actuel.* — On trouve dans la région de la fosse iliaque droite une tumeur du volume du poing.

*Opération.* — Incision de la paroi comme pour la ligature de l'iliaque externe; après séparation des adhérences épiploïques, on détache l'intestin au-dessus et au dessous; puis on le saisit dans des pinces comme on fait des annexes de l'utérus et on coupe les deux côtés. On détache ensuite la tumeur des tissus environnants, ce qui fut difficile, car il existait des adhérences avec les gros vaisseaux; puis on la détacha du côlon ascendant.

Ayant suturé les tissus du mésentère, les deux segments furent réunis par une suture de Lembert et par-dessus on ajouta quatre points en croix. L'affrontement fut facile, parce que l'intestin grêle était dilaté au-dessus du rétrécissement.

On gratta le trajet fistuleux et on fit la suture de la paroi.

Le malade mourut deux heures après la fin de l'opération.

AUTOPSIE. — Il existait encore un ganglion dans le mésentère et un petit noyau dans le lobe droit du foie.

OBSERVATION 2. — *Cancer du cæcum. Résection de l'anse iléo-colique. Établissement d'un anus artificiel. Résection secondaire pour la cure de cet anus. Guérison.* MAYDL, 20 août 1882. *Wiener medicinischen Presse*, 1883, p. 438. — De la clinique d'Albert.

Homme de 54 ans, troubles de défécation depuis huit mois; alternatives de diarrhée et de constipation; il se plaint de douleurs dans la région sacrée; enfin, depuis quatre mois, il a des douleurs à la miction et on sent dans la région inguinale droite une tumeur.

*État actuel.* — Mauvais état général; teint jaune; au voisinage de l'épine iliaque, on sent une tumeur du volume du poing, mobile de haut en bas et transversalement; de la tumeur part une chaîne de petits nodules durs qui plongent jusque dans le bassin.

*Opération.* — Incision le long du bord externe du muscle droit de l'abdomen; il est impossible d'attirer la tumeur au dehors : une ligature élastique est placée sur les deux segments intestinaux attenant à la tumeur, l'épiploon fusionné à la tumeur est lié et excisé (les petits nodules que l'on sentait étaient des noyaux de cerises); l'intestin du côté de la tumeur est lié à la soie; l'iléon est alors sectionné entre la ligature à la soie et la ligature élastique; on fait ensuite la ligature du mésentère et des feuillets du mésocôlon, puis on pratique la section du côlon ascendant; de plus, on fait l'énucléation de plusieurs nodules contenus dans le mésentère. L'affrontement fut facile, parce que l'iléon était dilaté; un anus contre nature fut fait en suturant les extrémités de l'intestin, partie l'une à l'autre, partie à la peau.

*Seconde opération* le 22 octobre 1882. — Laparotomie, ablation de cinq à six centimètres d'intestin des deux côtés, sutures à deux étages, réunion complète; un peu de fièvre, 38°,5. Au bout de trois jours, ouverture de l'angle supérieur de la plaie par lequel se produit l'écoulement d'un liquide infect. Première selle le 26 octobre.

16 novembre. Le malade quitte la clinique avec une fistule qui ne fut pas opérée, parce qu'on avait remarqué des noyaux secondaires au voisinage.

OBSERVATION 3. — *Carcinome du côlon ascendant, résection du cæcum. Entérorraphie. Mort par péritonite.* SYDNEY JONES, 23 mai 1884. *The Lancet*, 1885, 10 janvier.

Femme de 54 ans, souffrant dans le côté droit de douleurs depuis six mois ; quatre mois avant son entrée, elle a senti une tumeur qui augmente beaucoup. Perte de l'appétit, amaigrissement, constipation. A l'examen, on perçoit une tumeur dure, irrégulière, mesurant 2 pouces et demi de diamètre, mobile, latéralement douloureuse.

*Opération.* — Faite avec le spray ; anesthésie à l'éther. Incision longitudinale au niveau de la tumeur ; le néoplasme occupe une portion du côlon ascendant et transverse. Le mésentère et l'épiploon sont liés à la soie ; des pinces dont les mors sont garnis de caoutchouc sont placées sur l'intestin, et la résection est faite.

L'abouchement de l'iléon avec le côlon transverse est ensuite pratiqué par une entérorraphie circulaire : une première série de points prend toute la paroi, une deuxième série est placée sur la séreuse ; fixation à la paroi. La suture est faite en laissant une ouverture et un tamponnement à la partie inférieure. Mort le 3e jour.

Autopsie. — Pus dans le mésentère, au niveau de l'intestin suturé ; en exerçant une pression, l'eau filtrait au niveau du mésentère.

Observation 4. — *Cancer du cæcum. Résection. Anus contre nature Mort.* Whitehead, 25 octobre 1884. *Britisch medical Journal,* janvier 1885, p. 171.

Homme de 38 ans, souffre depuis dix-huit mois d'une douleur dans la région lombaire droite, diarrhée depuis six semaines ; il a senti une tumeur dure, du volume d'une noix, mobile, indolore. Amaigrissement rapide.

Entré à l'hôpital le 27 octobre ; on constate une tumeur longue de 4 pouces et demi, large de 3 pouces dans le côté droit ; elle est lobulée, le malade souffre d'accès périodiques de coliques.

*Opération.* — Incision le long du bord externe du grand droit, on attire la tumeur par la plaie ; mise d'une ligature double au catgut sur les deux intestins, section de ceux-ci. Une forte hémorrhagie veineuse se produit au moment où on détache un ganglion lymphatique du mésentère ; après ligature préalable du mésentère, on détache l'intestin ; le grêle est suturé dans l'angle inférieur de la plaie, le gros dans l'angle supérieur ; l'opération a duré 2 heures. Mort le 13e jour.

Autopsie. — Il y avait un gros foyer suppuré dans la fosse iliaque ; il n'existait pas de tumeurs métastatiques. On avait réséqué 14 pouces d'intestin dont 9 pouces et demi depuis la valvule iléo-cæcale.

OBSERVATION 5. — *Cancer du cæcum. Résection. Entérorraphie. Guérison.* VON BERGMANN, 13 décembre 1834. MICHELS, thèse inaugurale, 1885.

Homme de 35 ans ; son père est mort d'un cancer de l'estomac ; lui-même se plaint d'une douleur à la partie inférieure de l'abdomen depuis un an; on sent un noyau induré au-dessus de l'arcade de Fallope depuis six mois.

Entré le 9 décembre 1834. État général satisfaisant ; on sent dans la fosse iliaque droite une tumeur du volume du poing, de la forme d'un œuf, mobilisable transversalement et en haut jusqu'à l'ombilic.

*Opération.* — Incision le long du bord du muscle droit; on attire l'intestin au dehors ; à 4 centim. au-dessus et à 4 centim. au-dessous, on place des pinces à intestin. La dissection de la face postérieure est longue et difficile; ablation est faite d'un gros morceau de mésentère avec un ganglion dégénéré ; ce morceau de mésentère s'étendait au delà des insertions à l'intestin et obligea à réséquer encore 4 centim. d'intestin de chaque côté. Réunion par une suture de Lembert. Pour rétablir l'uniformité du calibre, l'iléon fut coupé obliquement.

La tumeur était un cancer mou, on avait réséqué 25 centim. de l'intestin. Le deuxième jour, il y eut une selle molle avec un peu de sang. La réunion se fit par première intention. Sortie le 44ᵉ jour. En deux mois, le malade gagna 10 kilogr. ; revu six mois plus tard, il était parfaitement bien portant.

OBSERVATION 6. — *Adéno-carcinome du cœcum. Résection. Guérison.* HOFMOLK. *Wiener Medical Presse*, avril 1885, p. 746.

Femme de 24 ans; douleurs depuis un an ; s'est aperçue depuis quelques semaines de l'existence de sa tumeur; depuis ce moment, elle souffre de vomissements et de diarrhée.

*État actuel.* — On trouve dans la fosse iliaque une tumeur grosse comme une orange, mobile, douloureuse, lisse, rendant à la percussion un son tympanique.

*Opération.* — Après une purgation énergique.

On fit, par une incision menée le long du bord externe du muscle droit, la résection de la partie malade ; on enleva ainsi 10 centimètres de côlon et 13 centimètres d'intestin grêle, avec une portion de l'épiploon ; les extrémités furent réunies par une suture de Lembert ; comme les calibres des intestins étaient inégaux, on fit une résection triangulaire de la paroi du gros intestin et la section oblique du petit.

Après l'opération, il se produisit un peu de collapsus et des vomissements. Le 5e jour, selles spontanées. La réunion se fit par première intention.

L'examen montra un adéno-carcinome du cœcum.

OBSERVATION 7. — *Cancer du cæcum. Résection. Anus contre nature. Résection secondaire pour la cure de celui-ci. Guérison.* RIEDEL, 16 octobre 1885. *Deutsche medic. Wochenschrift*, 1886, p. 252.

Homme de 51 ans. Depuis deux ans, souffre de troubles de défécation, et de diarrhée alternant avec de la constipation. Six mois après le début de ces accidents, il s'aperçut de l'existence de sa tumeur.

En 1883, il refuse l'opération et est traité comme syphilitique par un autre médecin.

En 1885, il vient trouver Riedel ; il est très amaigri et porte dans la fosse iliaque une tumeur du volume du poing, mobile.

*Opération.* — Laparotomie. Le côlon ascendant est fixé à la tumeur qui n'occupe que le cæcum, mais on est obligé, à cause des adhérences, d'enlever l'iléon et une portion du côlon transverse ; il eût été facile d'affronter l'iléon et le côlon transverse, mais on ne le fit pas, craignant la gangrène à cause de l'étendue de la résection mésentérique ; on fixa donc le côlon transverse dans l'angle supérieur et l'iléon dans l'angle inférieur ; les craintes de gangrène se réalisèrent ; de nombreux abcès se formèrent qui obligèrent à réouvrir la plaie. L'état du malade dès lors s'améliora rapidement.

29 octobre. Sans ouvrir le péritoine, suture des deux extrémités intestinales, il se forma un éperon.

9 décembre. Riedel détache les deux anses et résèque 6 centimètres sur chacune ; il suture les deux extrémités ; fermeture avec drainage.

*Suites.* — Pendant longtemps le pouls resta à 130 ; une garde-robe se produisit le 8e jour, et le malade sortit le 40e jour.

Observation 8. — *Cancer du cæcum. Laparotomie. Anus contre nature. Mort.* Sacré, 21 juin 1887. Présenté à la *Société anatomopathol. de Bruxelles*, par M. Jacob, interne du service. — *Presse médicale Belge*, 1887, n° 31, p. 241.

Femme de 25 ans, ayant eu 2 enfants.

Réglée normalement, pertes leucorrhéiques. Il y a environ deux ans, étant à la promenade, elle a été prise brusquement d'un accès de coliques tel qu'elle a dû se faire transporter à son dimicile ; son état empirant, la malade s'est fait transporter à l'hôpital St-Jean où elle entra dans le service de M. le D<sup>r</sup> van Hœter. Le 4<sup>e</sup> jour après son entrée, à la suite de lavements, elle eut une selle purulente très abondante qui ne se renouvela plus, néanmoins les douleurs abdominales persistèrent. Quatre semaines après, toujours souffrante, elle dut quitter l'établissement. Depuis lors, les accès de coliques se sont presque constamment renouvelés avec paroxysmes intenses, précédés et accompagnés de frissons et de fièvre violente.

Les douleurs étaient surtout très vives du côté droit de l'abdomen. Dans ces derniers jours, les douleurs sont devenues insupportables, et la malade entra de nouveau à l'hôpital décidée à subir une opération qui pût améliorer son état et lui permettre de vaquer à ses occupations.

Le 6 juin 1887, lors de son entrée, on constate la situation suivante : état général satisfaisant, embonpoint modéré, teint frais, pommettes rouges, constipation habituelle et opiniâtre. Au toucher vaginal, rien ; toucher rectal, rien.

Palper abdominal. Dans la fosse iliaque droite, on constate en dedans et au-dessus, sur l'épine iliaque antérieure et inférieure, une tumeur mobile, dure, de forme allongée à surface régulière ne présentant aucune bosselure. Cette tumeur remonte à deux travers de doigt au-dessous du bord inférieur de la onzième côte. La mobilité de cette tumeur est très manifeste, on la refoule assez facilement dans la région lombaire. On constate à la pression du tympanisme dans la région lombaire, à quatre travers de doigt en dehors de la ligne médiane, au niveau de la tumeur mobile.

En plaçant la malade dans le décubitus latéral, l'existence de la tumeur devient manifeste. On peut ainsi la circonscrire plus facilement.

La malade est souvent sujette à des vomissements biliaires, surtout quand elle est sous l'influence d'accès douloureux.

Cet examen avait fait admettre l'hypothèse de l'existence d'un rein mobile.

Lorsque nous revîmes la malade, le lendemain de son entrée, les douleurs étaient très intenses, le ventre ballonné. Météorisme manifeste, bubonisme, vomissements bilieux très fréquents. T. 37º,2.

Le 15. L'état de la malade a été s'aggravant. Les douleurs abdominales persistent sous forme de coliques. Ventre douloureux à la pression, très fortement ballonné et empêchant absolument toute palpation. Les vomissements continuent, la malade ne peut plus rien ingérer. T. 37º,5.

Du 17 au 20. L'état reste absolument le même; pas de fièvre, les douleurs abdominales et les vomissements persistent.

Le 21. Vomissements fécaloïdes.

Devant ce symptôme grave et certain, on se trouve aux prises avec un étranglement intense. M. le professeur Sacré décide la laparotomie qui est immédiatement pratiquée.

Narcose chloroformique. Incision de la paroi abdominale le long du bord externe du muscle droit antérieur. Aussitôt les intestins énormément distendus se précipitent en dehors par l'ouverture.

On les recouvre de gaze phéniquée chaude; on constate un peu de péritonite à leur surface.

La main introduite vers la région rénale ne rencontre rien, on se décide alors à retirer les intestins de la cavité abdominale afin de les examiner minutieusement. On remarque que l'intestin grêle est énormément distendu à partir du duodénum; il présente un volume plus considérable que le gros intestin normalement distendu, tandis que le gros intestin ne présente guère un volume plus considérable que le petit intestin; il est affaissé et semble vide.

Le cæcum fortement dilaté fournit à la palpation une sensation de dureté insolite et surtout vers la valvule iléo-cæcale.

M. Sacré dégage et isole cette tumeur dure, ce qui lui permet de découvrir la cause des accidents survenus chez la patiente.

La valvule iléo-cæcale est atteinte de dégénérescence cancéreuse, celle-ci forme une tumeur qui envahit une grande partie du cœur, et intercepte absolument toute lumière du côté de l'intestin grêle. Quelques ganglions mésentériques sont atteints. M. le Dr Sacré décide l'ablation du cæcum. On ponctionne l'intestin grêle au moyen d'un trocart capillaire en différents endroits. Ces ponctions ne provoquent aucun accident. On place quelques fortes ligatures sur le mésocæcum, puis on sectionne le côlon ascendant à quelques centimètres au-dessus du cæcum. Après oblitération, on attire le bout du côlon au dehors. L'intestin grêle est sectionné également à quelques centimètres de la valvule de Bauhin ; on attire au dehors le bout inférieur et on suture les lèvres ; on fixe la circonférence de l'intestin aux lèvres de la plaie abdominale, c'est-à-dire que l'on fait un anus artificiel.

L'opération a duré 2 heures. L'état de la malade est satisfaisant. Le soir à 10 heures, elle n'a pas eu de vomissements, soif ardente, pas de douleurs abdominales. T. 37°,8. Sueur visqueuse.

Le lendemain, pouls très faible. Pas de vomissements. L'anus artificiel fonctionne très bien, refroidissement aux extrémités. Le malade succombe dans la soirée.

OBSERVATION 9. — *Epithélioma de la valvule. Résection. Anus contre nature avec application immédiate de l'entérotome. Guérison.* BARTON. *Philadelphie Report,* 1888, p. 597.

Femme de 37 ans, habituellement constipée. Il existait un rétrécissement considérable de la valvule de Bauhin qui parut être de nature cicatricielle. Le calibre de l'intestin rétréci avait 1/5 de pouce de diamètre ; la dilatation du rétrécissement fut faite et amena une amélioration qui dura six mois. Au bout de ce temps, une seconde intervention dut être pratiquée. On fit la laparotomie, et on pratiqua la résection de 3 pouces d'intestin ; un anus contre nature fut établi et au moment même on appliqua un entérotome. La malade guérit.

OBSERVATION 10. — *Carcinome du cæcum. Résection du cæcum et de 18 pouces de l'iléon. Entérorraphie par apposition latérale. Guérison.* SENN, 9 octobre 1889. *Journal of the american Association,* 1890, n° 24, p. 845.

Homme de 37 ans, fermier.

Le 16 août 1887, il fut atteint de vomissements ; jusque-là il allait très bien ; vers la fin, les vomissements devinrent fécaloïdes ; il guérit spontanément. Au mois d'octobre suivant, la même attaque se produisit avec des douleurs dans la région iléo-cæcale, et peu après il sentit une tumeur, les crises se rapprochèrent et finirent par devenir permanentes.

Depuis mars 1889, il a une diarrhée continuelle, les douleurs augmentent. Le 9 octobre 1889, il avait maigri de 45 livres, on sentait facilement une tumeur fixe lobulée dans la région iléo-cæcale ; la distension du côlon par l'hydrogène rendait la tumeur proéminente.

*Opération.* — Injection d'atropo-morphine avant le chloroforme. Incision verticale par le milieu du ligament de Poupart, la tumeur apparait aussitôt : on voit qu'elle comprend toute la circonférence du cæcum ; l'iléon et le côlon sont pris entre les doigts d'un assistant. Le côlon est sectionné à 2 pouces au-dessus de la tumeur, l'iléon à son union avec le cæcum.

On fait l'énucléation du cæcum et du péritoine malade ; dans le mésentère de l'iléon, on trouve des ganglions, ce qui oblige à réséquer 18 pouces de l'iléon. Incision de 2 pouces de longueur sur la partie opposée du mésentère, dans chacune on introduit une plaque d'os décalcifié ; les surfaces péritonéales sont scarifiées ; les fils sont scisés ; on met en outre quelques sutures de Lembert pour avoir plus de sécurité.

L'intestin est fixé près de la plaie avec un fil de soie.

*Suites.* — Pas d'incident ; la température la plus élevée fut le 3º jour ; pendant les deux premiers jours, le malade fut alimenté par le rectum.

Le 9º jour, sortie de la moitié de la plaque colique.

Le 10º jour, sortie de l'autre moitié et de la plaque de l'iléon.

Se lève le 28º jour et rentre chez lui le 31º jour.

A sa sortie, il ne présentait rien de particulier.

En janvier 1890, il pesait presque autant qu'avant de tomber malade. Les selles sont normales ; à ce moment cependant, on sent un petit nodule dû peut-être à l'enkystement d'un fil.

*Examen de la pièce.* — Montra un carcinome cylindrique.


OBSERVATION 11. — *Cancer du cæcum. Résection. Mort.* KÖNIG. *Archiv. für klinische Chirurgie*, 1890, t. XL, p. 905.

Homme de 48 ans. Symptômes abdominaux depuis un an, amaigrissement.

Au voisinage de l'épine, iliaque, on sent une tumeur de 5 centim. de long, mobile, inégale.

Une incision fut faite à ce niveau se dirigeant en bas et en dedans ; il s'agissait d'un cancer du cæcum, les ganglions lymphatiques étaient pris, l'intestin grêle adhérent fut difficile à détacher. On enleva 15 centim. d'intestin.

Les deux extrémités furent abouchées à la peau parce qu'on ne pouvait pas les suturer l'une à l'autre.

Le quatrième jour, mort par gangrène du côlon dépourvu de son méso.

Autopsie. — On trouva une péritonite et un phlegmon rétro-péritonéal.

Observation 12. — *Cancer du cæcum. Résection. Entérorraphie. Guérison*. Matlakowsky (de Varsovie), 19 février 1891. *Deutsche Zeitschrift für Chirurgie*, 1892, t. 33, p. 347.

Titus L..., 67 ans, s'aperçut d'une tumeur dans le côté droit du ventre qui ne fut d'abord pas traitée ; ce n'est qu'à l'automne de l'année dernière qu'il s'inquiéta ; la tumeur était plus volumineuse et douloureuse, mais il attendit jusqu'en décembre, malgré l'accroissement de la tumeur. A ce moment, Nussbaum proposa une opération, mais il attendit jusqu'à ce que des douleurs très violentes et le gros volume de la tumeur l'y obligeassent. Je fus appelé le 4 février. Je trouvai un malade amaigri, affaibli ; c'est surtout quand il remue que les douleurs se produisent. Il raconte qu'en dehors de cela il n'a eu aucuns troubles digestifs. La tumeur était jadis mobile, ronde, indolore, c'est depuis l'automne qu'elle est devenue mobile. Quelques jours plus tard. je fis l'examen du malade ; je trouvai la région de la fosse iliaque droite plus saillante que celle du côté gauche ; au palper on sentait la tumeur plane, dure, sensible, depuis l'épine iliaque antéro-supérieure jusqu'à la ligne blanche, en haut jusqu'à l'ombilic ; sa limite gauche est nette, sa limite supérieure est impossible à trouver. La tumeur adhère aux muscles de la paroi ; avant l'opération, pendant quelques jours on fait l'évacuation de l'intestin.

*Opération*. — Elle fut très difficile.

Chloroformisation facile ; incision le long du bord externe du côté droit de l'abdomen. Après incision de la peau œdématiée et du tissu cellulaire sous-cutané, on rencontre l'aponévrose du grand oblique infiltrée, au-dessous était une couche uniforme grisâtre, dure. Ayant disséqué plus loin le grand oblique, je trouvai une tumeur fluctuante sur un point ; pour parvenir à ce foyer, il fallut encore inciser un centimètre de tissu lardacé. Le foyer donna issue à une cuillerée de pus épais fétide ; les parois de l'abcès étaient molles, par en bas la sonde pénétra dans un canal tortueux qui s'enfonçait dans la direction du creux inguinal ; ce canal ouvert, le doigt introduit permit de sentir une masse pulpeuse. On arrive alors dans une grande cavité étendue à gauche au delà des limites de la tumeur. La deuxième main appliquée sur la paroi sentait la pointe du doigt enfoncée dans cette cavité. L'incision fut élargie par en haut, et de plus deux incisions transversales furent faites, l'une vers l'ombilic, la deuxième vers l'épine iliaque antérieure et supérieure ne prenant que la peau et le tissu cellulaire ; nulle part on ne trouvait trace des fibres du grand oblique.

Ayant ainsi coupé la paroi en quatre parties, j'arrivai à la limite supérieure et j'ouvris la cavité péritonéale ; par une incision transversale de la tumeur, je trouvai un deuxième foyer suppuré. La cavité dans laquelle le doigt avait pénétré fut reconnue être le cæcum ; j'étais amené nécessairement à une résection malgré que celle-ci me semblât presque impossible. La résection des deux tiers externes fut difficile et ne permit pas de franchir les limites de l'infiltration. Après ablation de la paroi, la cavité du cæcum restait remplie d'une matière pulpeuse et adhérait solidement à la paroi. L'épiploon fut sectionné par une ligature en chaîne : il renfermait des granulations ; le côlon transverse était également adhérent, je le détachai au bistouri. Pour faire la résection, je plaçai une ligature sur le côlon ascendant et le sectionnai ; j'en fis autant pour l'iléon. Arrachant alors la tumeur, je la détachai de l'épine iliaque, puis je liai le mésocæcum ainsi formé accidentellement et enlevai quelques ganglions postérieurs qu'on ne pouvait pas sentir auparavant. La suture des deux extrémités de l'intestin se fit sans difficulté, car il y avait une augmentation de volume de l'iléon et les parois du côlon étaient épaissies. Je fis une suture à deux étages après avoir au préalable suturé les deux mésentères par-dessus la naissance du mésocæcum ; le dernier temps opératoire, la fermeture de la paroi, fut très difficile. J'en rapprochai les bords autant que possible par une suture à distance des aponévroses et je bouchai le trou avec une bande de gaze iodoformée. Toilette du péritoine. Durée de l'opération, 3 heures.

Pas de collapsus, ni de shok. Le soir le malade ne se plaignait de rien.

*Suites.* — 20 février, 25 centigr. de morphine, le soir pouls à 112. T. 37°,9.

Le 21. Pouls à 110. T. 37°,6; tressautement des tendons, subictère, langue humide, renvois fréquents, ventre souple, indolore, sphacèle d'un des cuirs des téguments; le soir, T. 37°,5.

Le 22. T. 37°. Pouls, 100.

Renvois fréquents, gaz par l'anus.

Le 23. Le malade va bien, renvois constants, ablation de la gaze, elle sent mauvais; ventre indolore; lavement, beaucoup de gaz.

A une heure, on change le pansement, écoulement de pus fétide, désunion de la branche externe de l'incision. Pouls, 108 arythmique, purgation. Le soir pouls à 112. T. 37°,9. Renvois très fréquents, injection de morphine.

Le 25. Selle abondante fétide.

La jaunisse disparaît. Le malade mange.

Il n'y a pas de matières fécales dans l'écoulement de la plaie, néanmoins celui-ci a une odeur extrêmement fétide, il est très abondant.

Désunion des deux lambeaux; on voit au fond de la plaie l'intestin suturé. Ce n'est qu'à la deuxième semaine que l'exsudat est teint par la bile. Au bout de trois semaines, la plaie marche vers la cicatrisation.

Au bout de deux mois, le malade quitte l'hôpital, il porte une ceinture, il n'a jamais de gêne dans la circulation des matières fécales; pendant plusieurs mois on sent l'intestin induré à travers la paroi.

Le 12 mai 1891. L'état général est excellent, l'appétit et les garde-robes sont régulières; il travaille et porte toujours un bandage; on ne trouve plus trace d'induration, quoique la palpation soit facile.

L'*examen histologique* montra un carcinome occupant tout le cæcum et la portion adjacente de l'intestin. Au niveau du cæcum, la tumeur mesure 6 centim. de large, dans la portion la plus dilatée 13 centim.; le calibre de l'intestin est très rétréci, la valvule est disparue; l'appendice n'est malade qu'à sa portion d'insertion.

La surface de la muqueuse est inégale, granuleuse; à la section on y trouve une infiltration de la masse néoplasique.

OBSERVATION 13. — *Cancer du cæcum. Résection. Entérroraphie. Mort.* PÉAN, 17 août 1891 (de la clinique du D<sup>r</sup> Péan). — Inédit.

Femme de 48 ans, marchande de vin, entrée le 7 août à la salle Denouvillien, hôpital Saint-Louis.

*Début.* — Souffre depuis le mois de janvier dernier ; à partir du mois d'avril, les douleurs sont devenues plus vives et plus continues; elles augmentent après les repas. Ces douleurs siègent surtout dans la région de la fosse iliaque droite; la malade dit que la douleur est aussitôt réveillée quand, étant couchée, elle soulève la jambe droite.

*Examen.* — Le ventre fait une forte saillie globuleuse; il existe une large éventration. Quand on déprime la paroi au niveau de la fosse iliaque droite, on sent vers sa partie supérieure une masse allongée, mobile, dure, très douloureuse à la pression.

Constipation très opiniâtre qui nécessite l'usage régulier des purgatifs. Jamais de débâcle, ni de sang dans les garde-robes.

État général mauvais, la malade a beaucoup maigri.

*Opération.* — L'observation ne contient aucun renseignement à ce sujet.

*Suites.* — 17 août. Vomissements le soir. Glace sur le ventre continuée jusqu'au 9e jour.

Le 18. Bien.

Le 19. Lavement. Une selle. Bouillon.

Le 21. Selle abondante avec un lavement purgatif.

Le 23. Lavements alimentaires. Selle abondante.

Le 25. La malade mange 2 œufs. Épistaxis.

Le 26. Épistaxis abondante.

Le 27. Vomissements.

Le 28. Vomissements fréquents peu abondants.

Lavement purgatif à la suite duquel la malade rend deux bassins remplis de caillots sanguins noirs.

Le 29. Vomissements répétés.

Le 30. Mort à 8 heures du soir.

Après le décès, une grande quantité de sang noirâtre sortit par l'anus.

Autopsie. — Tout le gros intestin et la portion terminale du petit intestin sont remplis de caillots noirs.

Les sutures ont parfaitement bien tenu. La réunion est complète et solide. Il n'existe pas trace d'inflammation péritonéale.

Les limites de la tumeur avaient été largement dépassées. Les parois intestinales au-dessus et au-dessous sont saines et n'offrent pas traces d'infiltration épithéliale.

Les ganglions mésentériques sont pris.

L'*examen microscopique* montra un épithélioma lobulé.

OBSERVATION 14. — *Cancer du cæcum. Résection. Entérorraphie. Guérison.* FRANK, 11 septembre 1892 (de la clinique d'ALBERT), in *Internationale klinische Rundschau*, Vienne 1893, p. 934.

Jean L..., 36 ans.

Fut atteint, il y a 14 ans, pendant longtemps, d'une diarrhée abondante dont il guérit complètement. Depuis Noël 1890, il a des coliques et du météorisme abdominal ; il a perdu l'appétit et est habituellement constipé. Amaigrissement rapide et perte de forces.

En août 1892, il est admis à la clinique. Le malade dont l'amaigrissement est extrême a l'aspect cachectique, le ventre est distendu, les anses intestinales se dessinent ; on voit les mouvements péristaltiques se produire tandis que le malade accuse des coliques ; les douleurs empêchent le malade de dormir, elles ont leur siège dans la région iléo-cæcale ; le ventre étant très tendu, on sent difficilement une tumeur cæcale ; en tenant compte de l'âge du malade ainsi que de l'existence d'une bronchite suspecte, on fait le diagnostic de tuberculose cæcale.

*Opération.* — Incision oblique à égale distance de l'ombilic et de l'arcade crurale et parallèle à celle-ci ; ayant ouvert le péritoine, on découvrit une tumeur bouclée, du volume du poing, adjacente au cæcum, l'épiploon lui adhérait sur une large étendue, elle était peu mobile et on sentait de gros ganglions dans le mésocæcum ; ayant sectionné les adhérences épiploïques, on aperçut l'iléon ; après une dissection pénible, on parvint à mobiliser le cæcum avec un gros paquet ganglionnaire et on parvint à tirer le tout hors de la plaie abdominale ; ayant mis les pinces à intestin de Rydigier, on résèque une masse de 35 centim. de long, dont 20 centim. pour le gros intestin et 15 centim. pour l'intestin grêle ; celui-ci était dilaté au point d'atteindre le calibre du gros intestin, mais le calibre de celui-ci était également augmenté et ses parois étaient épaissies ; on diminua le gros intestin de moitié par une suture transversale et on fit une suture bout à bout à 2 étages avec un fil de soie forte prenant les 3 tuniques, puis un point de Lembert. Fermeture de la paroi par une suture à étages.

Les suites furent parfaites. Apyrexie complète. Sortie la 3e semaine.

*Examen anatomique.* — Tumeur du volume du poing, formée par un carcinome glandulaire ulcéré ; l'intestin grêle est très dilaté et ses parois hypertrophiées, mais le gros intestin est dilaté à un degré extrême; sa circonférence mesure 18 centim.; cette dilatation avait déjà été remarquée au moment de l'opération et avait fait soupçonner un rétrécissement au-dessous; mais l'état général excellent après l'opération, les selles régulières avaient fait rejeter un autre rétrécissement, elle devait donc avoir d'autres causes ; or il est fréquent de voir ce développement au voisinage du carcinome, mais ici l'hypertrophie s'étendait au loin ; il est probable qu'il fallait penser à un processus ancien, sans doute cette diarrhée qui avait duré si longtemps ; un morceau réséqué du gros intestin montra de nombreuses cicatrices séparées de ponts de muqueuse semblables aux cicatrices des catarrhes intestinaux ou de la tuberculose ; la dilatation et l'épaississement de l'intestin s'étaient probablement produits au niveau d'anciennes cicatrices.

*Suites*. — Le malade resta 2 mois à la clinique, il gagna 23 kilogr. de poids ; à sa sortie il était véritablement gras.

Revu fin mars 1893, il avait un aspect florissant, aucun trouble, sa cicatrice était ferme sans éventration.

OBSERVATION 15. — BRAMANN. Communiquée au *Congrès des chirurgiens allemands* de 1893.

Femme de 43 ans ; cancer du cæcum; résection de 15 centim. d'iléon, de la valvule iléo-cæcale, du cæcum, du côlon ascendant et de la moitié droite du côlon transverse avec le mésentère correspondant qui était infiltré.

Entérorraphie circulaire. Guérison.

La malade revue un an plus tard n'avait pas de récidive.

OBSERVATION 16. — *Cancer du cæcum. Résection de l'anse cæcale. Entérorraphie. Guérison.* FRANK, 17 janvier 1893 (de la clinique d'ALBERT). *Internationale klinische Rundschau*, Vienne 1893, p. 1006.

David H..., 48 ans.

A eu la fièvre typhoïde à 24 ans ; depuis l'âge de 35 ans, hémorrhoïdes saignant souvent; depuis plus d'un an, il a remarqué une tumeur; il y a cinq mois, il est entré à la clinique, mais il ne voulut pas se laisser opérer.

En janvier 1893, il rentra de nouveau : il existait une tumeur de forme allongée mesurant 6 centim. sur 3; elle suivait les mouvements de la respiration, elle était mobile, de consistance dure; il y avait un péristaltisme exagéré, mais le malade ne souffrait pas de coliques.

*Opération.* — Incision de 12 centim. oblique en dedans et en bas, on découvre une tumeur du volume du poing, bosselée; le mésocæcum est isolé et du même coup on sépare un paquet ganglionnaire, l'entérorraphie exige qu'on rétrécisse le calibre du côlon ascendant par une suture transversale. On fait une suture à deux étages, la première traversant toutes les tuniques, la seconde avec un point de Lembert. Fermeture sans drainage.

La tumeur était un carcinome glandulaire qui occupait les deux tiers externes de la surface cæcale; le tiers interne était libre.

Le morceau réséqué mesurait 12 centimètres.

*Suites* apyrétiques.

Pendant 10 jours, on continua l'alimentation liquide. L'ablation des fils fut faite le 17e jour. La réunion était parfaite. Au bout de 3 semaines, le malade se levait. Il quitta l'hôpital à la fin de la 4e semaine.

Comme il existait une saillie au niveau de la cicatrice, on fit porter une ceinture au malade.

OBSERVATION 17. — *Tumeur maligne du cæcum. Résection. Apposition latérale de l'iléon au côlon transverse. Guérison.* LAWSON, 21 janvier 1893. *The Lancet,* 25 mars 1893.

Il y a sept ans, le malade avait alors 33 ans, il reçut un coup de pied dans l'abdomen et resta, dit-il, à moitié mort.

Sa santé fut bonne jusqu'en 1890; à ce moment, il eut l'influenza. En mai 1892, il eut une hémorrhagie intestinale grave, il aurait perdu un demi-litre de sang. En juin, l'hémorrhagie se reproduisit.

En novembre, pour la première fois, il s'aperçut d'un gonflement au-dessus de l'arcade crurale.

L'examen montre une tumeur grosse comme le poing d'un adulte; dans la position horizontale, elle occupe le niveau de l'ombilic; elle est ferme, mobile; il n'existe pas de signes d'occlusion.

*Opération.* — Incision verticale de l'abdomen au côté externe du droit antérieur; une masse volumineuse se présente, recouverte par l'épiploon adhérent qui est sectionné. Le côlon ascendant étant alors repoussé en dedans, on introduit les ciseaux en arrière et on sectionne jusqu'au niveau de la partie inférieure du côlon; puis la section du pédicule est pratiquée. La ligne de section est pratiquée vers l'iléon à 10 centim. de la valvule; cette libération faite (le mésentère contenait des granulations tuberculeuses), deux clamps sont placés sur le côlon qui est sectionné à angle droit, la muqueuse du bord supérieur est suturée en surjet à la soie fine, puis la paroi séreuse est unie par une suture de Lembert; il est fait de même pour l'iléon. Une ouverture de 2 centim. est alors faite sur le côlon transverse à direction longitudinale; on y introduit une plaque de Senn, la même chose est faite sur l'iléon, puis les fils sont unis et dans l'intervalle on place quelques points de Lembert.

*Suites.* — Après l'opération, le malade resta dans le collapsus pendant plusieurs heures.

Le 3ᵉ jour, il eut une selle. Puis il en eut régulièrement chaque jour. On n'a pas retrouvé les débris des plaques.

Sorti le 25ᵉ jour; il a considérablement augmenté de poids.

Aux dernières nouvelles, cet individu avait été victorieux dans une lutte.

REMARQUE. — L'auteur conseille, après l'introduction des plaques de Senn, de faire l'avivement péritonéal. Il conseille : de fixer l'intestin à la paroi, de faire la greffe épiploïque.

Il insiste sur la difficulté de suture qu'on rencontre au niveau du mésentère et au niveau du côlon dépourvu de séreuse.

OBSERVATION 18. — *Cancer du cæcum. Résection. Entérorraphie circulaire. Mort.* BILLROTH (cas 1), 20 septembre 1881 (1).

Homme de 56 ans. Accroissement rapide d'une tumeur, du volume d'un œuf d'oie, située dans la région hypogastrique droite. Aucun trouble digestif.

(1) Tous les cas opérés à la clinique de Billroth, soit par lui-même, soit par ses assistants, sont rapportés dans *Archiv. für klinische Chirurgie,* 1892, t. XLIII, p. 101. Beiträge für Pathologie und chirurg. Therapie chronischen Cœcumerkrankungen (SALZER). — Le numéro est celui qui se rapporte au tableau de la statistique.

*Opération*. — Incision de l'ombilic au milieu de l'arcade de Fallope ; on découvre une tumeur bosselée, adhérente à l'épiploon et qui appartient évidemment au cæcum.

Section transversale de l'iléon et du côlon.

Rétrécissement de l'orifice du côlon par quelques points de suture donnant une ligne d'union transversale. Pas de drainage. Le 4ᵉ jour, vomissements fécaloïdes. Le 6ᵉ jour, établissement d'un anus contre nature. Mort le 7ᵉ jour. La mort fut attribuée à une coudure de l'intestin.

Observation 19. — *Carcinome du cæcum. Résection. Entérorraphie circulaire. Guérison.* Billroth (cas 2), 23 mars 1884.

Homme de 54 ans, amaigri. On trouve dans la fosse iliaque droite une tumeur dure, du volume d'une pomme, un peu mobile.

Incision de 15 centim. le long du bord du muscle droit. La tumeur est adhérente à l'épiploon.

Résection et entérorraphie circulaire, après avoir rétréci le calibre du côlon et enlevant un lambeau triangulaire de son bord libre. Pas de drainage.

*Suites*. — Dès le 3ᵉ jour, lavement, garde-robe le 6ᵉ jour, sorti guéri le 23ᵉ jour.

On a réséqué 10 centim. d'intestin comprenant 7 centim de côlon, 3 centim. d'iléon.

Il s'agissait d'un épithélioma cylindrique.

Observation 20. — *Carcinome du cæcum. Résection. Entérorraphie. Péritonite. Mort.* Billroth (Cas 4), 13 mars 1886.

Joseph H..., 47 ans, d'une famille bien portante, a eu les fièvres intermittentes ; a eu 3 fois des hémoptysies ; en 1883 reçut un coup à plat du dos de la main dans la région inguinale droite, ce qui amena une syncope ; il resta plusieurs jours au lit, il s'est bien remis. Cependant c'est depuis ce moment qu'il ressent des douleurs lancinantes dans la région inguinale droite, il a du tympanisme. A la fin de décembre 1884, pour la première fois, il sentit une tumeur dure dans la région cæcale ; sa souffrance augmenta petit à petit ; les troubles principaux étaient du tympanisme et de la constipation intermittents ; amaigrissement ; jamais de sang dans les garde-robes.

En novembre 1885, il entre à l'hôpital. Le repos l'a amélioré.

*État actuel.* — Homme très amaigri, pâle, subictérique dont les organes thoraciques n'offrent aucune altération digne d'être notée. Dans la région cæcale, on trouve une tumeur dure, du volume d'un œuf de poule, à grand axe parallèle à l'arcade de Fallope, faiblement mobile, facilement sensible. La pression un peu forte est douloureuse ; après quelques jours de régime, la laparotomie est pratiquée.

*Opération.* — Anesthésie avec le mélange de Billroth.

Incision oblique de 16 centim. de long sur le grand axe de la tumeur ; on arrive sur l'épiploon, sous celui-ci on trouve le cæcum et l'appendice vermiculaire qui est dur et fixé sur le fascia iliaca ; on commence l'extirpation. Cette extirpation nécessite celle du fascia iliaca et crée une plaie dépourvue de péritoine ; pour éviter la stagnation de liquide, on fait une contre-ouverture lombaire ; on peut alors mobiliser l'intestin, afin de le fermer avec des pinces à mors de caoutchouc, les deux bouts adjacents à la tumeur sont liés à la soie ; on fit l'ablation de 10 centim. d'intestin environ et on le détacha du mésentère suturé. L'entérorraphie fut alors faite ; à ce moment une pince ayant dérapé, la coprostase fut continuée manuellement.

Le surplus d'étoffe du bout colique fut fermé par quelques points de suture. Suture de Czerny, suture à étages de la paroi. Drainage en arrière. Durée de l'opération : 2 heures et demie.

Le malade est pâle, dans le collapsus, bientôt des vomissements se produisent. Mort le 15ᵉ jour.

*Examen anatomique.* — Le morceau réséqué mesure 10 centim., la paroi de l'intestin est épaissie et a 4 centim. en moyenne, la muqueuse présente des bourrelets à ce niveau et limite des rétrécissements par lesquels un crayon à peine peut passer. L'examen microscopique a été fait.

L'AUTOPSIE a montré une péritonite purulente diffuse.

A 10 centim. au-dessus de la suture, dans le côlon ascendant, on trouve un nodule cancéreux.

La suture a parfaitement tenu.

OBSERVATION 21. — *Carcinome du côlon. Résection. Entérorraphie. Guérison.* BILLROTH (cas 6), mai 1886.

Femme de 43 ans. La tumeur actuellement fixée était encore mobile il y a deux mois. Incision oblique dans la région inguinale droite. Tumeur bosselée adhérente au fascia iliaca.

Résection. Section transverale des 2 intestins. Entérorraphie circulaire. Drainage.

Sortie guérie 5 semaines plus tard.

OBSERVATION 22. — *Tumeur du cæcum. Résection. Entérorraphie circulaire. Mort.* BILLROTH (cas 7), 6 mai 1886.

Homme de 40 ans ; on avait pensé à une tumeur du rein ; au moment de l'opération, il fut nécessaire de faire l'éviscération.

Collapsus et mort en 24 heures.

La résection portait sur 15 centim. d'intestin.

OBSERVATION 23. — *Tumeur du cæcum. Résection. Entérorraphie. Mort.* BILLROTH (cas 14), 3 mai 1889.

Homme de 38 ans, tumeur du volume du poing facilement mobile. Incision comme pour la ligature de l'iliaque externe. Opération relativement facile. Suture circulaire, pas de drainage.

Mort de péritonite septique en 24 heures.

OBSERVATION 24. — *Carcinome colloïde et tuberculose du cæcum. Résection. Entérorraphie circulaire. Guérison.* BILLROTH (cas 19), 10 février 1890.

Frantz T..., 54 ans, 5 février 1890.

*Antécédents héréditaires.* — Nuls.

*Antécédents personnels.* — Il a 2 enfants adultes bien portants. A l'âge de 48 ans, douleurs rhumatoïdes variables. Plus tard, il a souffert d'un catarrhe pharyngé avec nausées matinales. Il fume beaucoup et boirait peu.

*Début.* — Il y a 5 mois, il ressentit des douleurs de ventre qui tantôt étaient diffuses, tantôt péri-ombilicales et rayonnant souvent du côté du thorax. Rarement elles duraient plus d'un jour ou d'une nuit pour reparaître 8 à 14 jours après. Mais plus tard, elles ont augmenté de fréquence et d'intensité, à tel point qu'il y a 3 mois le malade a dû s'aliter ; à ce moment-là, le ventre était tympanisé.

Depuis 3 ou 4 semaines qu'il se trouvait à la clinique de Kahler, les douleurs se sont limitées à la région du cæcum, et il a la sensation d'avoir un ulcère dans le ventre. Selles régulières, appétit conservé.

*État actuel.* — Individu de taille moyenne, bonne nutrition, facies pâle. Sur le sommet de la tête il a deux plaques blanches sans cheveux ; artères dures, sinueuses, sibilance aux sommets, en avant des deux côtés, 2e bruit aortique renforcé.

*Signes locaux.* — Dans la région cæcale, on sent une tumeur allongée, dure et inégale, dont l'axe longitudinal atteint 4 travers de doigt et l'axe transversal 3 seulement ; elle est aisément mobile dans le sens transversal, moins dans le sens vertical. Mais elle ne se laisse pas facilement détacher de la surface sous-jacente ; garde-robes régulières.

*Opération.* — On fait du côté droit de l'abdomen une incision longue de 15 centim., éloignée de 3 travers de doigt de l'ombilic et tombant perpendiculairement. Elle correspond au bord externe du muscle droit. Le péritoine est ouvert et la tumeur qui se présente paraît être un carcinome cæcal s'étendant en dehors vers le péritoine et remontant assez haut sur le côlon ascendant. Le mésocôlon étant fort raccourci, la mobilité est nulle. Par suite, la dissection de la tumeur est très laborieuse ; on enlève en même temps le péritoine sous-jacent, ce qui oblige à faire de nombreuses ligatures. Quand elle est achevée, le côlon est sectionné à 2 travers de doigt au-dessous de la coudure, puis l'iléon à 3 ou 4 travers de doigt de la valvule de Bauhin. La première section est transversale, la deuxième oblique pour obtenir l'abouchement des deux tronçons.

La partie dénudée du péritoine est drainée à la gaze iodoformée. Durée 2 heures.

*Suites.* — Un peu de collapsus à la suite de l'opération. Fortes douleurs de ventre dans la soirée. Opium ; vessies de glace sur le ventre ; lait et cognac.

On aspire un peu de liquide séro-sanguinolent par le drain.

Le 13, des gaz sont expulsés ; les douleurs abdominales diminuent et le malade se sent soulagé.

Les jours suivants, un peu de pus est aspiré par le drain, on est obligé de retirer plusieurs points de suture pour drainer plus largement. T. 38°,7. Lavage au sublimé au 1/3000. L'intestin fait saillie dans la plaie, réduction et contention avec de la gaze iodoformée.

Le 20. La plaie bourgeonne bien, mais la désunion totale oblige à recourir à la suture secondaire.

3 mars. Grande agitation ; retrait des drains.

Lentement la plaie se ferme, le malade se rétablit ; à son départ il persistait une petite fistule située au fond d'une plaie granuleuse et donnant une suppuration minime. Les selles étaient satisfaisantes.

Rentre de nouveau le 6 août 1890 et meurt le 14 août dans le marasme.

*Examen de la pièce.* — Longueur 20 centim. dont 13 centim. dus au côlon, lequel parait principalement altéré, car sa paroi est épaissie par places jusqu'à atteindre 2 centim. La musculeuse surtout est hypertrophiée. Dans les endroits correspondants, la muqueuse fait défaut sur certains points. Au niveau du bord supérieur, elle se termine par un bord festonné. La muqueuse de l'iléon parait normale, le rétrécissement va jusqu'à atteindre 3 millimètres.

L'AUTOPSIE montra à la place du cæcum et du côlon ascendant un canal coudé que peut à peine franchir le bouton de l'entérotome ; il existait un carcinome de l'intestin et un carcinome secondaire du péritoine diaphragmatique, avec une pleurésie hémorrhagique droite.

Dans ce cas, Salzer évoque deux hypothèses : ou bien une ulcération tuberculeuse a été l'occasion du développement d'un carcinome, ou bien sur une ulcération carcinomateuse s'est faite une infection tuberculeuse.


OBSERVATION 25. — *Carcinome du cæcum. Résection. Entérorraphie. Mort.* BILLROTH (cas 23), 8 mai 1890.

*Antécédents.* — Bien portant jusqu'en 1878.

Dysenterie ; sa maladie habituelle est la diarrhée, il souffre aussi de violentes coliques et est amaigri.

*État actuel.* — Homme grand, maigre, pâle ; abdomen saillant dans la région cæcale, un peu d'ascite ; on sent à droite une tumeur dure qui remplit la fosse iliaque jusqu'à la ligne médiane, elle s'étend en haut jusqu'au foie ; les selles liquides ne contiennent pas de sang ; il n'y a ni albumine ni sucre dans l'urine.

*Opération.* — Incision suivant la ligne axillaire recourbée en arc vers le ligament de Fallope ; la tumeur est amenée ; ayant protégé l'intestin avec de la gaze iodoformée, on fait la résection, puis l'entérorraphie.

L'examen de la fosse iliaque montre une masse néoplasique qui s'étend jusqu'à la colonne vertébrale ; on ne l'enlève pas.

Un surjet au catgut est fait sur le péritoine ; la paroi est ensuite suturée et un drainage établi.

*Suites.* — Vomissements. Langue sèche.

Le 9 mai au soir, on fait sauter les points de suture, on ouvre l'intestin et on y introduit un drain.

Le 20. Mort.

Autopsie. — Intestin grêle distendu, coudé et adhérent au péritoine pariétal ; la suture a tenu partout, pas de lésions péritonéales ; ganglions cancéreux dans le mésentère. Le péritoine pariétal du bassin est infiltré de cancer. Il existe une perforation sur la paroi postérieure du cæcum et une autre petite sur le petit intestin, à 2 centim. de l'abouchement dans le cæcum.

Observation 26. — *Cancer du cæcum. Résection. Opération très complexe, durée 4 heures et demie. Mort.* Czerny (cas 2), 20 septembre 1882 (1).

Friedrich, 47 ans, habituellement bien portant, a ressenti en 1878 des douleurs dans la région gastrique accompagnées de nausées, vomissements. A partir de ce moment, il a eu des alternatives de diarrhée et de constipation et s'est beaucoup amaigri. En 1879, il y eu de l'aggravation des symptômes abdominaux internes ; ces troubles varièrent d'intensité, mais persistèrent jusqu'en septembre 1882. En janvier 1880, on aurait déjà remarqué une tumeur abdominale.

Il entre en septembre 1882. On trouve une tumeur dans la moitié droite de l'abdomen, à direction transversale, longue de 16 centim. qui suit les mouvements respiratoires ; l'intestin est au-devant.

Une ponction exploratrice donne la sensation d'un tissu mou élastique, il sort un lambeau de tissu par l'orifice qui présente de l'analogie avec les tissus de l'intestin.

*Opération.* — Incision le long du bord externe du grand droit. Après avoir détaché la tumeur de ses nombreuses adhérences, on reconnut qu'il s'agissait d'un carcinome colloïde du cæcum et du côlon ascendant. La tumeur est fixée en haut au duodénum, de plus

(1) Les observations de Czerny ont été tirées d'un article paru dans : *Beiträge für klinische Chirurgie*, 1892, p. 661. — Les numéros correspondent aux numéros de sa statistique.

elle adhère au rein droit et à la face inférieure du foie; on est obligé de faire 85 ligatures isolées et 22 ligatures en masse ; pendant l'opération, le malade tombe dans le collapsus ; on réunit l'iléon au côlon transverse, on ferme la plaie duodénale. Affaiblissement considérable du malade (respiration artificielle, compression des membres). Mort quelques heures après.

Autopsie. — Au voisinage de la plaie abdominale, le péritoine était terni et ecchymotique ; le péritoine intestinal est trouble et modérément rouge ; les sutures sont suffisantes. Le myocarde a une couleur feuille morte, l'endocarde est un peu épaissi, les poumons sont congestionnés et œdématiés.

Observation 27. — *Cancer du cæcum. Résection. Entérorraphie. Mort.* Czerny (cas 4), 29 janvier 1887.

Oscar A..., 52 ans, marchand, souffrit, il y a vingt ans, d'une violente inflammation du cæcum ; en 1886, un accès de douleurs intenses dans le côté droit de l'abdomen ; en septembre 1886, il eut des frissons, puis de la diarrhée et des vomissements, on sentit une tumeur; il fut d'abord traité par les purgations, ce qui fit empirer son état.

Kussmaul traita le malade, mais la tumeur augmentait toujours.

*État actuel.* — Nutrition assez bonne, teint jaunâtre, varicocèle gauche, hémorrhoïdes internes ; les viscères sont en bon état, il y a seulement un peu d'ascite.

A droite, entre l'ombilic et l'épine iliaque, on trouve une tumeur grosse comme le poing, sphérique, bosselée, mobile dans toutes les directions, rendant un son tympanique assourdi.

*Opération.* — Incision le long du bord externe du grand droit, on détache les adhérences et on fait une ligature en masse de l'épiploon ; les tissus sont infiltrés d'une substance gélatineuse, les adhérences peuvent être détachées avec des instruments mousses ; l'uretère se trouve dénudé mais est épargné, l'artère spermatique droite est liée; on réussit à tirer la tumeur hors de l'abdomen et à mettre des clamps sur les deux intestins.

On sectionne alors la base du mésentère et on fait la ligature des vaisseaux qui saignent.

L'entérorraphie est alors pratiquée avec :

Treize points pour la première rangée ;

Quatorze points pour la deuxième ;

Six points pour rétrécir le calibre du gros intestin.

Quelques points de suture auxiliaires sont faits sur une troisième rangée.

Fermeture sans drainage ; durée 2 heures et demie.

L'état général est bon.

Le soir, 1 centigr. de morphine.

Le 30. Gaz par l'anus.

Le 31. Nuit agitée, ventre souple ; la faiblesse augmente.

Le soir à 5 heures, pouls à 144, petit.

Infusion de digitale.

A 9 heures, pouls à 148.

1er février. Collapsus. Mort à 3 h. 20.

*Examen anatomique.* — La tumeur a le volume du poing, elle est inégale, mamelonnée ; sur sa face postérieure se trouvent des cavités alvéolaires remplies par une substance colloïde gélatineuse. Longueur de la pièce 13 centim. à la coupe : masse colloïde alvéolaire, nettement limitée du côté de l'intestin grêle dont 5 centim. ont été réséqués, tandis qu'elle s'étale sur le côlon ascendant ; elle est limitée en haut par des ponts de muqueuse en partie polypeuse ; l'appendice et le cæcum ne sont pas dégénérés ; quelques ganglions lymphatiques ont été enlevés.

Autopsie. — Congestion des lobes inférieurs du poumon ; nombreux foyers de broncho-pneumonie.

Exsudat trouble dans la cavité péritonéale, la suture est suffisante, pas de sténose.

Péritonite septique.

L'infection a sans doute comme origine le contact de l'intestin malade avec le péritoine pendant la durée de l'opération.


Observation 28. — *Cancer du cæcum. Résection. Entérorraphie.*
*Mort.* Czerny (Cas 6), 6 octobre 1890.


Ludwig H..., 48 ans, bien portant jusqu'en octobre 1889 ; à cette époque, diarrhée et douleurs dans la moitié droite du ventre ; en janvier 1890, petite tuméfaction au-dessus de l'aine droite ; constipation considérable accompagnée d'un goût de matières fécales dans la bouche.

Au-dessus de l'arcade de Fallope droite, on trouve une tumeur bosselée qui répond au cæcum.

*Opération.* — Incision parallèle à l'arcade de Fallope, on reconnaît un cancer glandulaire du cæcum. On fait la résection de 19 centim. d'intestin. Réunion du côlon ascendant avec l'iléon après rétrécissement par quelques points complémentaires ; un cordon ganglionnaire suspect menant dans le petit bassin est gratté à la cuillère tranchante.

Le soir, T. 40°,2, pouls 120.

On ôte la mèche de gaze et on la remplace par un drain.

Le 7. T. 37°,5.

Le 8. Mort dans le collapsus.

Pas d'autopsie.

Ces 28 observations de résection pour cancer du cæcum nous donnent en bloc 14 guérisons et 14 morts. Or la constatation pure et simple de ces chiffres ne donne pas une idée exacte de la gravité réelle de l'extirpation du cæcum cancéreux.

Sur ces 14 cas qui se sont terminés par la mort, j'en retiendrai 7 pour les étudier :

Ce sont les cas de Kraussold (obs. 1), de Sacré (obs. 8) de König (obs. 11), de Billroth (obs. 20) et les cas 2 et 6 de Czerny (obs. 26-28), de Whitehead (obs. 4). Dans les cas de Kraussold, il s'agissait d'un cancer compliqué de fistule ; c'était un cas trop grave pour être traité par la résection, et aujourd'hui l'intervention serait différente. Dans le cas de Sacré, le chirurgien s'est trouvé en présence d'accidents aigus d'obstruction, ce qui est une contre-indication absolue à la résection ; elle fut faite cependant et terminée par un anus contre nature, conduite que nous réprouvons absolument ; en agissant ainsi, la mort était inévitable. Dans le cas de König, il est dit que la mort fut le fait de la gangrène du côlon dépourvu de son méso ;

cette constatation est en même temps celle d'une faute opératoire dont la possibilité doit être une des préoccupations du chirurgien et qui peut et doit être évitée.

Dans le cas de Billroth, je remarque deux faits : d'une part, la tumeur était assez adhérente pour qu'il ait été nécessaire d'enlever avec elle le fascia iliaca, et je considère une telle extension du néoplasme comme une contre-indication à son |extirpation ; d'autre part, un incident se produisit au cours de l'opération· : une pince destinée à faire la coprostase glissa,. un semblable incident a pu amener la contamination du péritoine.

L'erreur qu'il y a eu de commise en opérant le cas 2 de Czerny est palpable, puisqu'elle a nécessité une opération d'une durée de 4 h. 1/2 ; en relisant l'opération du cas 6, j'y vois que les ganglions cancéreux du mésocæcum furent laissés. et grattés à la curette ; or qu'était-il besoin de faire la résection du cæcum si on laissait une partie des organes malades ? La résection du cæcum n'est indiquée qu'autant qu'on peut concevoir l'espérance d'une guérison radicale, sans cela c'est à une opération palliative qu'il faut avoir recours.

Dans le cas de Whitehead, on termina l'opération par la création d'un anus contre nature et c'est à cette pratique que fut due la production d'un abcès iliaque qui paraît avoir été cause de la mort au 13ᵉ jour.

Gravité de la résection. — Il ne me reste donc que 7 cas de mort sur 21 cas qui me semblent représenter assez exactement quel doit être le taux de la mortalité ; encore le cas 22 de Billroth prêterait-il à la discussion. Mais les cas de Sydney Jones (entérorraphie mal faite), ceux de Billroth (mort par étranglement interne et dans le cas 14 par collapsus), le cas 4 de Czerny doivent certainement être portés au passif de la résection pour cancer du cæcum.

Dans le cas de Péan, la mort par hémorrhagie intestinale semble bien, d'après le protocole d'autopsie, devoir être imputable à l'opération.

Telle qu'elle est, cette mortalité de 6 ou 7 sur 21 cas n'est en somme pas très élevée et ce serait là un résultat qu'il faudrait considérer comme excellent si, en pratiquant cette opération, on pouvait penser avoir guéri radicalement le malade ; malheureusement il n'en est pas ainsi ; les anciens opérés se rangent en 3 catégories : ceux qu'on n'a pas revus (les plus nombreux), ceux qui ont eu une récidive et ceux qui ont paru définitivement guéris ; j'ai dit.quel doute s'élevait au sujet du bien-fondé du diagnostic dans ces cas.

Billroth a fait l'opération 8 fois avec 3 guérisons et 5 décès ; les causes de ceux-ci sont: une fois étranglement interne, deux fois péritonite septique, deux fois collapsus.

Czerny a fait l'opération 3 fois et dans les 3 cas la mort s'en est suivie, deux fois par collapsus, une fois par péritonite. Les résultats désastreux de ces deux opérateurs nous montrent où est le danger de la résection de l'anse iléo-colique pour cancer et doivent nous engager à une sage réserve ; en particulier le collapsus peut tenir à deux causes : tumeur étendue, malade affaibli, conditions qui sont habituellement directement proportionnelles.

B. — **Observations de rétrécissements non cancéreux.**

Observation 29. — *Sarcome de la valvule iléo-cæcale. Résection d'un mètre d'intestin. Anus contre nature. Guérison.* Hahn, 12 août 1886. *Berliner klinische Wochenschrift,* 1887, n° 25, p. 446.

Homme de 19 ans ; depuis plusieurs semaines perte d'appétit et troubles de la défécation ; on sent une tumeur mobile à l'épigastre ressemblant au rein et pouvant être ramenée dans la région lombaire.

*Opération.* — Incision le long du bord de la masse sacro-lombaire droite de la douzième côte à la crête iliaque; on vit alors que le rein était à sa place normale ; une incision transversale secondaire fut faite, on attira la tumeur au dehors et on vit alors qu'elle était située dans la cavité du cæcum, les deux anses afférentes furent liées avec des drains et la tumeur fut réséquée; on introduisit une grosse sonde dans le bout afférent, puis on sutura les deux bouts à la peau.

Le 13 août. On enlève les tubes à drainage qui liaient l'intestin, une forte hémorrhagie se produisit.

Le 15. Première garde-robe.

2 décembre. L'entérotome fut appliqué.

Actuellement. L'anus existe encore et des nodules suspects se sont développés au niveau de l'iléon.

Observation 30. — *Rétrécissement cicatriciel de la valvule iléo-cæcale. Résection. Entérorraphie. Guérison.* Maydl, 13 mars 1887. *Wiener medic. Zeitung,* 1887, n° 17.

Homme de 23 ans, de constitution faible, malingre; sept ans auparavant, il souffrit d'une inflammation grave du cæcum qui lui fit garder le lit avec 40° de température; depuis ce moment, pendant cinq ans, il souffrit d'une constipation chronique; dans ces dernières années il y eut un peu d'amélioration, mais il y a quelques semaines les phénomènes augmentèrent de nouveau.

*État actuel.* — Le malade a de fortes coliques, du tympanisme survenant par accès après le repas ; on trouve dans la fosse iliaque droite une tumeur grosse comme le poing, dure, bosselée qu'on peut repousser vers le rebord costal.

*Opération.* — Il est fort difficile de se reconnaître dans cette masse ; la tumeur enlevée, l'intestin est réuni par une suture à trois étages.

Suites excellentes. Le 3e jour, selles. Au bout de trois semaines, le malade avait gagné quatorze livres.

OBSERVATION 31. — *Lymphosarcome de la valvule. Résection. Entérorraphie par invagination. Guérison.* BASSINI, 1er avril 1887. *Congrès des sciences de Padoue*, 1887.

François G..., 22 ans ; son père est mort à 60 ans d'un cancer du rectum. A 19 ans, il fut obligé de prendre le lit pour une pleurésie gauche. Il resta guéri jusqu'à la fin d'octobre 1886. Un jour, il heurta contre un tronc d'arbre, et ressentit une légère douleur sans perte de connaissance. En novembre, il ressentit des douleurs intermittentes et vives dans le côté droit du ventre, en même temps que se produisait un léger météorisme ; les mêmes accidents se produisirent en décembre, un purgatif ne fit rien ; un drastique amena une évacuation de matières très dures et brunes.

En janvier 1887, il eut une violente crise de douleurs.

Entrée vers le milieu de février.

*Examen objectif.* — Homme modérément robuste ; d'une pâleur terreuse ; la région lombaire droite est plus pleine que la gauche ; dans la fosse iliaque, on sent une tumeur du volume du poing d'un adulte, peu douloureuse.

Laparotomie exploratrice le 1er avril 1887.

Incision verticale du rebord costal descendant, en dedans de l'épine iliaque antérieure et supérieure ; le rein examiné n'a rien ; on reconnaît que c'est l'intestin qui est malade.

Compression élastique des deux bouts de l'intestin ; résection de l'intestin et de la partie correspondante du mésentère ; réunion par une suture de Lembert. On fait ensuite dans le côlon l'invagination de 3 centim. d'intestin qui est fixée par une suture de Lembert.

Durée de l'opération, 1 heure et demie.

Alimentation au 12e jour.

Sortie le 29e jour.

Observation 32. — *Tuberculose du cæcum. Résection. Entérorraphie. Guérison.* Suchier, 1ᵉʳ novembre 1887. *Berliner klinische
Wochenschrift*, 1889, p. 617.

B..., polisseur d'agathe, 32 ans.

*Antécédents.* — Rien de particulier du côté des parents. Lui-
même n'a jamais eu d'affection sérieuse. Ce n'est que depuis un an
que la maladie actuelle a pris naissance et dans ces derniers temps
a augmenté froidement.

*État actuel.* — Grandeur moyenne, homme amaigri. Marié depuis
dix ans. Poumons et cœur normaux.

Les symptômes sont les suivants : inappétence, troubles digestifs,
éructation avec odeur fétide de l'haleine. Selles dures, mêlées de
mucus. Au palper abdominal, on sent très bien une tumeur de consistance dure dans la région du cæcum. Les ganglions sont hypertrophiés dans la région inguinale droite seulement. Comme cause,
on pourrait peut-être invoquer l'état du patient, car il est obligé de
rester chaque jour 12 heures couché sur le ventre, n'ayant pour
point d'appui qu'un escabeau de bois qui exerce une pression sur
les parties latérales de l'abdomen.

Le diagnostic de tumeur du cæcum fut fait ; quant à la nature, elle
ne fut pas établie et on émit l'hypothèse de dégénérescence cancéreuse ou tuberculeuse de la tumeur en tenant compte des signes
d'une occlusion toujours croissante.

*Opération.* — L'incision fut faite parallèlement au ligament de
Poupart, à 2 ou 3 travers de doigt de celui-ci. En haut, l'incision se
porta en arc depuis l'épine iliaque antéro-supérieure vers la partie
terminale antérieure de la dixième côte, si bien que la tumeur se
trouvait être au milieu d'une incision de 20 centim. de long.

A l'ouverture du péritoine, l'épiploon se montra, dans le voisinage
de la tumeur, très enflammé et parsemé de nombreux noyaux d'un
blanc jaunâtre dont le volume variait entre une tête d'épingle et un
pois. On enleva pour cette raison un morceau d'épiploon de la largeur de la main. Une anse d'intestin grêle adhérente à l'épiploon
fut blessée dans cette manœuvre. La petite perforation fut fermée au
catgut.

L'épiploon enlevé, la tumeur libre maintenant apparut ; elle intéressait la portion supérieure du cæcum et la partie inférieure du

côlon ascendant. La tumeur fut attirée le plus possible hors de la cavité abdominale. Les ganglions, du volume d'une noix de galle, remontaient jusqu'à la colonne vertébrale ; ils furent extirpés avec la cuillère tranchante. La tumeur dut être séparée de la paroi du bassin avec le bistouri.   .

Le cæcum épaissi et adhérent était si friable qu'il se rompit et qu'il sortit une petite quantité de liquide intestinal. On l'empêcha à temps de pénétrer dans la cavité péritonéale. Des ligatures élastiques furent faites sur l'intestin, après quoi on trancha des deux côtés en tissu sain. La section à travers le cæcum intéressait la partie qui est au-dessus de la valvule, en sorte que cette dernière et le processus vermiforme purent être conservés. Les extrémités intestinales furent réunies par la suture double de Czerny, les points profonds à la soie, les superficiels au catgut.

La toilette, la suture et le drainage du péritoine et enfin la suture de la paroi terminèrent l'opération.

*Suites.* — Il n'y eut pas de réaction ; pendant deux jours, douleurs violentes qui s'amendèrent sous l'influence de doses de morphine assez élevées. Il n'y eut pas d'élévation de température appréciable. Le 7e jour, première selle assez abondante. Le médecin qui était resté chargé du malade l'avait nourri au début par le rectum et depuis deux jours lui faisait prendre par la bouche de petites quantités de nourriture liquide qui était bien supportée. L'enlèvement des sutures fut fait le 8e jour. Au bout de 17 jours, le malade quitta le lit et se rétablit relativement vite.

Quelques mois plus tard, il reprenait son travail et il se sentait parfaitement bien vingt mois après l'opération.

*Examen de la pièce.* — La tumeur avait la forme cylindrique de l'intestin ; son diamètre était de 6 centim., sa hauteur de 10 à 12 centimètres. L'incision avait été prolongée quelque peu dans les tissus sains ; la longueur totale de l'intestin réséqué était de 20 centim. et comprenait le cæcum et le côlon ascendant.

Sur la coupe de la tumeur, fibreuse d'aspect, on pouvait à peine reconnaître une trace de la lumière de l'intestin. Je dois à l'obligeance de M. le professeur Ziegler, de Tubingen, les renseignements suivants sur sa structure : l'épaississement de la paroi intestinale était déterminé par une prolifération du tissu conjonctif dans lequel se trouvaient des tubercules typiques. L'épaississement de la paroi était encore augmenté par ce fait que les ganglions lymphatiques en dégénérescence tuberculeuse et du tissu adipeux de l'épiploon étaient reliés à la tumeur par des adhérences solides.

La muqueuse de l'intestin sténosé est infiltrée dans les points les plus inférieurs, mais dépourvue de tubercules. La tuberculose a pris de l'extension, principalement dans la tunique sous-muqueuse et dans les couches les plus externes de l'intestin.

OBSERVATION 33. — *Tuberculose du cæcum. Résection. Entérorraphie. Guérison.* BOUILLY, 6 décembre 1887. *Congrès français de chirurgie,* 1889 (1), et *Revue de chirurgie,* 1888, p. 697.

Femme de 44 ans, entrée à la maternité le 1er décembre 1887, n'ayant jamais eu de maladie.

Son mal a débuté il y a cinq ans par des douleurs de ventre et des vomissements alimentaires, se produisant sous forme de crises durant quelques jours. Peu à peu les périodes de douleurs et de vomissements se rapprochent à tel point que, dans le courant de 1887, pendant plusieurs mois, il n'y eut pas disparition des accidents un seul jour.

Les douleurs, qui persistaient dans l'intervalle des crises, étaient augmentées par la marche ; elles siégeaient toujours dans les régions ous-ombilicales. A aucun moment il n'y eut de mal d'estomac.

Les douleurs survenaient ou s'aggravaient 3 ou 4 heures après les repas, donnant des sensations de brûlure.

A chaque accès de douleur correspondait un vomissement alimentaire, jamais bilieux ni aqueux, avec éructations sans fétidité. Jamais d'hématémèse, ni de méléna.

La malade ne s'est aperçue d'une grosseur dans la fosse iliaque droite qu'il y a huit mois ; la tumeur n'avait pas beaucoup grossi depuis son apparition.

De temps à autre les douleurs s'irradiaient dans la cuisse droite. Pas d'œdème des membres inférieurs. Elle ne s'était alitée que pendant un mois. Depuis deux ans, diminution des forces, mais altération

(1) Cette observation figure sous le titre lymphosarcome dans les travaux antérieurs ; c'est un examen histologique récent, fait par M. le Dr Pilliet, qui a déterminé la nature tuberculeuse de la lésion.

de l'état général depuis huit mois surtout : perte de l'appétit, amaigrissement très prononcé, la malade se traîne. Pas de fièvre le soir.

*État actuel*, 24 octobre 1887. — Organes thoraciques sains.

Ventre plat, souple, sonore, sensible au niveau de la tumeur dans la fosse iliaque droite. Cette tumeur est grosse comme le poing, immobile sur les parties profondes, sans adhérences à la peau, dure, sonore, douloureuse. Elle n'envoie aucun prolongement dans le petit bassin ; elle n'adhère ni à l'arcade crurale, ni à la crête iliaque. Son bord supérieur remonte jusqu'à la ligne horizontale passant par l'ombilic. Foie normal, estomac et intestins non dilatés. Rien à noter au toucher vaginal.

Après des purgatifs sans effet, la question de tumeur stercorale fut jugée. Dès lors une tumeur maligne de l'intestin dans la région iléo-cæcale fut fermement diagnostiquée.

La malade fut purgée l'avant-veille et nourrie de bouillon et de lait, pour éviter l'accumulation de matières dans l'intestin.

*Opération*. — Anesthésie au chloroforme. Incision sur la ligne blanche d'une étendue de 8 à 10 centim. La main introduite dans l'abdomen trouve rapidement la tumeur siégeant à droite ; elle est adhérente à la fosse iliaque, mais les adhérences se laissent facilement détacher ou allonger. La tumeur est assez facilement amenée à l'extérieur. On constate donc qu'elle est développée aux dépens de la région iléo-cæcale de l'intestin ; elle a le volume du poing. Du côté gauche, on voit venir l'intestin grêle qui s'y jette perpendiculairement ; en haut la tumeur se continue avec le gros intestin ; en bas elle se prolonge sous forme de boyau conique, de la grosseur du doigt, qui est l'appendice.

A l'angle des deux intestins, se voit la terminaison du mésentère contenant quelques ganglions.

Un gros fil de soie est passé dans le mésentère et étreint modérément l'intestin à 3 centim. environ de la portion malade sur chaque intestin, de manière à prévenir l'effusion des matières. Une pince à pression est également appliquée sur chaque bout en dedans du fil.

La section porte sur l'intestin entre le fil et la pince. Une forte pince à pression est encore appliquée sur un repli du péritoine qui fait saillie quand on soulève le paquet intestinal et qui n'est autre chose que le mésocæcum.

La section est commencée à petits coups de ciseaux du côté de l'intestin grêle ; elle ne laisse écouler que très peu de sang et il ne s'échappe ni gaz ni matières. Du reste l'intestin est vide et aplati, grâce à la diète. Deux ou trois pinces à forcipressure sont placées sur les vaisseaux de l'intestin, la striction par le fil n'étant pas assez forte pour arrêter le cours du sang dans les artères.

On sectionne de même le gros intestin ; hémostase achevée comme plus haut. Il est enlevé ainsi un coin mésentérique dont nous donnerons les dimensions.

La section terminée, on s'aperçoit qu'il reste dans le mésentère quelques ganglions suspects et on en enlève quatre, gros comme des haricots. Pas une goutte de sang ne tombe dans le péritoine protégé par un éponge. Trois ligatures à la soie moyenne sont percées sur le pédicule représenté par le mésocæcum ; huit ligatures à la soie fine sur les points saignants.

On procède alors à la suture intestinale.

Il n'est pas fait de suture mésentérique, les bords du mésentère sont au contact, quand les bouts intestinaux sont rapprochés. Je crois qu'il est bon de mettre le moins de sutures possible sur le mésentère pour ne pas compromettre la vitalité de l'intestin. Les sutures sont faites à la soie fine portée sur l'aiguille ordinaire fine. Le premier point est fait au bord libre, le deuxième au bord mésentérique, de manière à avoir de suite les parties dans les rapport où elles devront être fixées.

La suture est faite par le procédé Lembert-Czerny, à deux étages ; la première suture (de Lembert) comprend 15 fils ; la suture de Czerny faite au-dessous de la précédente est exécutée avec 12 fils. Occlusion parfaite, le calibre extérieur de l'intestin n'est pas modifié ; je m'assure que la circulation gazeuse se fait facilement d'un bout à l'autre.

Je n'ai eu aucune difficulté à aboucher l'intestin grêle avec le gros intestin, la différence de calibre étant peu considérable ; les deux intestins étaient vides et aplatis et ne présentaient en rien la différence de calibre si gênante qu'on rencontre dans le cas d'étranglement herniaire ou d'obstruction intestinale quelconque. L'intestin est lavé légèrement à la solution phéniquée tiède à 1/20, puis replacé dans le ventre ; au-dessus on applique le grand épiploon.

Le péritoine est lavé avec un litre d'eau bouillie, le lavage ne ramène que quelques petits caillots. Sutures abdominales profondes au fil d'argent ; superficielles, au crin de Florence. Pas de drainage, durée 1 heure et quart. Pas de shok.

*Suites* fort simples ; le 7ᵉ jour, les fils sont enlevés. la réunion est parfaite sauf à l'angle inférieur de la plaie où une petite fistule pyostercorale donne pendant environ trois semaines pour se tarir définitivement le 4 janvier 1888.

La malade sort le 7 février.

*Examen de la pièce.* — Longueur totale : 16 centim., comprenant 6 centim. pour le petit intestin, 10 centim. pour le gros. Le petit doigt introduit par l'iléon reconnaît l'existence d'un rétrécissement canaliculé, irrégulier, dans lequel il ne peut pénétrer qu'en forçant et avec difficulté. Intestin ouvert suivant son bord mésentérique.

Début probable du néoplasme à la valvule. De là, il a gagné les deux intestins. Parois épaissies ; végétations de la muqueuse faisant saillie dans la cavité. Valvule presque méconnaissable.

Appendice gros comme le petit doigt ; lumière libre. A la coupe, les parois sont épaissies et près du cæcum on voit une masse bleuâtre, homogène, dans laquelle existe un semis de points jaunâtres.

M. le Dʳ Pilliet, qui fit l'examen microscopique, conclut alors à un lymphadénome ou plutôt lymphosarcome limité de l'intestin. Plus tard, sur de nouvelles coupes, il reconnut qu'il s'agissait de cette tuberculose chronique de l'intestin dont il devait avoir l'occasion de compléter l'étude sur de nouveaux cas qui lui furent soumis.

OBSERVATION 34. — *Tuberculose cæcale. Résection. Entérorraphie. Guérison.* GUSSENBAUER, 17 mai 1889. *Prager medical Wochenschrift,* 1890, nᵒ 9.

Homme de 34 ans, entré le 5 mai 1889, ayant eu le typhus 10 ans auparavant. Son affection débuta il y a un an par des troubles dans les fonctions intestinales. Peu après le repas, il ressentait des coliques qui s'irradiaient dans la région iliaque droite. Selles toujours dures, souvent sanguinolentes. Cinq mois avant son admission à la clinique, le malade consulta un médecin qui constata une tumeur dans la fosse iliaque droite. Celle-ci augmentant de volume, et les douleurs ne s'amendant pas par les lavements et les purgatifs, le malade se décida au traitement opératoire conseillé par le médecin.

Homme de grande taille, maigre, pâle. Cœur normal. La percussion et l'auscultation du poumon ne donnent rien d'anormal. Percussion du foie et de la rate normales. A la surface de l'abdomen, son tympanique; de temps en temps on voit les mouvements péristaltiques de l'intestin. La percussion de la tumeur donne un son mat.

Sensibilité à la pression; on sent quelques nodosités. Pas de dilatation de l'estomac appréciable.

Légère augmentation des ganglions inguinaux.

Le diagnostic fut le suivant : tumeur vraisemblablement carcinome de la région de la valvule iléo-cæcale avec sténose intestinale.

Le 17 mai, le professeur Gussenbauer procédait à l'opération : incision à 2 travers de doigt au-dessus du ligament de Poupart, parallèlement à lui; commençant à 3 centim. en dehors de la symphyse, elle va jusqu'au bord extrême du carré lombaire.

Apparition d'une tumeur grosse comme le poing; à son bord supérieur adhère l'épiploon qui est lié; on se convainct que la tumeur est bien cæcale et on voit la partie inférieure de l'iléon dilatée. La tumeur est mobile; les ganglions du mésocæcum sont gros comme une noisette. Le tout est attiré hors du ventre et le reste se fait hors du péritoine; on serre le côlon ascendant avec le clamp de Klammer. Extirpation consécutive des ganglions du mésocæcum.

Suture circulaire, 40 points de Gussenbauer à la soie et 10 points sur le mésentère. Les actes opératoires en dehors de la cavité péritonéale sont faits sous une irrigation continue d'eau salicylée. Drainage vers l'extrémité lombaire de l'incision par une ouverture dans le carré lombaire. Suture à étages. Durée de l'opération : 1 heure et quart.

*Suites.* — Pas de réaction. Le 2ᵉ jour, on enlève le drain; le 10ᵉ, les sutures de la paroi abdominale.

Guérison et départ au bout de trois semaines. Les fonctions sont normales; le malade se trouve rétabli et ne souffre plus. Cinq mois après, les douleurs n'ont pas reparu, le malade se sent bien. La cicatrice est souple. Selles régulières et normales.

*Examen anatomique.* — La pièce ayant durci dans l'alcool mesure du côté convexe 13 centimètres, et 10 du côté concave. L'iléon est très dilaté; la paroi épaissie sur une coupe transversale mesure de 1,2 centim. à 5 centim.; la musculeuse est hypertrophiée. La région valvulaire est très dure au toucher, on y constate un rétrécissement circulaire formé par un bourrelet gros comme le petit doigt. La paroi du cæcum lui-même présente un épaississement de 4 centim., ce qui rétrécit de beaucoup son calibre. Cette augmentation en épaisseur intéresse la sous-muqueuse, la musculaire et le tissu sous-séreux dont les couches présentent une dureté surprenante.

La muqueuse du côlon est bourrelée et présente des excroissances papillaires. Le processus vermiforme, long de 10 centim., est dilaté dans sa moitié supérieure. Ses parois, dans cette moitié, ont un diamètre de double épaisseur. Au centre des ganglions lymphatiques hypertrophiés, on trouve des foyers caséeux circonscrits.

*Examen microscopique.* — On trouve une infiltration tuberculeuse de la paroi de l'intestin.

OBSERVATION 35. — *Tuberculose du cæcum. Résection. Entérorraphie. Guérison.* GUSSENBAUER, 30 août 1889. *Prager medical Wochenschrift,* 1890, n° 9.

Homme de 27 ans, admis le 21 août 1889.

Les premiers signes dataient du mois de décembre 1886. Douleurs, coliques et inflammation de l'abdomen. Absence de gaz et de selles, obligeant à recourir à des évacuants; à la suite, période de diarrhée après laquelle le ventre redevient normal et les douleurs s'amendent. A Pâques 1887, pour la deuxième fois, obstruction temporaire qui revint de six en six semaines. Depuis cette époque, ces phénomènes se renouvelèrent si bien qu'en 1889 il survenait de l'obstruction aiguë combattue par les drastiques. Le malade consulta alors des médecins qui lui trouvèrent une tumeur dans la fosse iliaque droite et en conseillèrent l'extirpation.

Après un traitement de dix semaines à la clinique médicale, son état empira. Il avait du météorisme abdominal et les douleurs augmentèrent. Inappétence, amaigrissement. Il se fit admettre à la clinique; extrême amaigrissement, peau et muqueuse très pâles.

L'examen du thorax révéla une infiltration tuberculeuse du sommet gauche. Météorisme abdominal; on trouve au-dessus du ligament de Poupart droit une tumeur dont la limite externe atteint 2 travers de doigt en avant de la crête iliaque et dont l'interne se trouve à 1 travers de doigt devant la symphyse. La paroi abdominale glisse sur la tumeur; celle-ci a une surface mamelonnée, sa consistance est solide. Par la palpation profonde, on peut sentir une portion de la tumeur le long de la ligne innominée.

Le toucher rectal montre que la tumeur surplombe dans le petit bassin. En même temps on se convainct que la tumeur est mobile dans une certaine mesure.

Les ganglions lymphatiques inguinaux droits sont hypertrophiés. Il faut ajouter que, dans la cavité axillaire gauche, on trouve une tumeur ganglionnaire atteignant le volume d'un œuf et que, pendant l'été de 1888, le malade a été opéré d'une fistule à l'anus dans le service du professeur Dittel.

La présence d'une lésion pulmonaire et ce fait que le malade éprouvait des sueurs nocturnes et de la fièvre à type rémittent confirmèrent le diagnostic de tuberculose du cæcum.

L'extirpation du cæcum fut décidée et pratiquée le 30 août.

Incision de la paroi parallèle au ligament de Poupart.

Le cæcum était entouré par une tumeur solide, grosse comme le poing; les ganglions iliaques formaient un cordon de 4 centim. de diamètre transversal, le mésentère correspondant au cæcum était relativement long : aussi fut-il facile d'enlever la tumeur. L'iléon était dilaté dans sa portion inférieure. L'entérorraphie circulaire fut exécutée sans difficultés.

Durée de l'opération, 2 h. 14.

*Suites.* — Le jour même 39°,2; pouls très rapide, mais pas de signes péritonéaux.

Le 2e jour, la température monte à 40°; le 3e jour elle descend à 38° et dès lors redevient normale.

Le 10e jour, selle normale, retour de l'appétit, l'état général s'améliore.

Au bout de trois semaines il quittait le lit.

*Examen anatomo-pathologique.* — Comme dans le premier cas, calibre du cæcum admettant le petit doigt à peine. A l'examen microscopique, tubercules miliaires avec caséification centrale.


OBSERVATION 36. — *Rétrécissement de la valvule iléo-cæcale. Résection. Entérorraphie circulaire. Guérison.* MATLAKOWSKY, 3 mai 1889. *Deutsche Zeitschrift für Chirurgie*, 1892, t. 33, p. 343.

Homme de 52 ans; le début fut obscur, la première crise d'obstruction survint un an avant l'opération, mais il était déjà constipé depuis trois ans; son premier accident d'obstruction fut traité avec succès par les lavements ; mais depuis, les accidents se renouvelèrent fréquemment et chaque fois une diète régulière et les lavements en vinrent à bout.

En avril 1888, le malade fut examiné, on ne trouva rien dans l'intestin ; pendant l'été, le malade alla à Gleichenberg et, pendant les derniers jours de son séjour, un accès grave d'obstruction se produisit ; son médecin trouva alors une tumeur dans la région cæcale et diagnostiqua un cancer ; cette tumeur diminua à tel point que dans la suite elle ne put être retrouvée ; après cette crise, le malade se trouva très bien, puis les accidents revinrent avec des vomissements et des douleurs dans la région cæcale, et se reproduisirent toutes les semaines ; à ce moment, la tumeur réapparaissait.

On proposa alors une opération au malade.

A ma première visite, j'ai fait les constatations suivantes : individu très amaigri, teint jaune paille ; cependant encore vigoureux, appétit conservé, pas de douleurs. Poids, 43 kilogr.

Ventre souple et intestin en état de péristaltisme constant, pas de tension abdominale ; dans la fosse iliaque, il est facile de sentir une tumeur du volume d'un citron, dure, mobilisable, indolore. On ne trouve pas de ganglions lymphatiques ; à la percussion le son est tympanique.

Malade bronchitique et emphysémateux.

*Opération*. — Incision à deux travers de doigt au-dessus de l'épine iliaque antéro-supérieure, parallèle aux fibres du grand oblique. Le cæcum, libre, non adhérent, fut facile à tirer hors de la plaie avec la tumeur et les ganglions mésentériques hypertrophiés ; puis j'écartai les lèvres de la plaie pour l'isoler avec des compresses. Il s'agissait d'une tumeur bien limitée à la valvule de Bauhin, on en voyait sortir l'iléon très épaissi et l'appendice vermiculaire non altéré. A côté, on voyait deux ganglions mésentériques du volume d'un haricot, il y en avait un autre un peu plus loin.

Une suture fut mise sur le mésentère, puis une sur le méso-appendice et une sur le mésocæcum ; l'iléon fut fermé par un tube à drainage. Il fut ensuite sectionné et les matières intestinales furent essuyées dans la lumière de l'intestin ; le péritoine du bout périphérique fut suturé par-dessus la muqueuse, afin d'abriter contre l'infection le champ opératoire ; puis le mésentère fut sectionné ; enfin on fit la section transversale du côlon ascendant.

Le bord du mésentère fut suturé, puis la brèche mésentérique fut fermée et la ligature élastique fut alors enlevée. L'entérorraphie fut faite par une suture à deux étages : 1° par un surjet musculo-muqueux; 2° par une suture à points séparés musculo-séreux. Il n'y avait pas de différence de calibre; cependant la suture fut difficile à cause de l'amincissement des parois intestinales.

Après ablation de la ligature élastique, le sang commença à couler; cependant, par précaution, je réséquai un demi-centimètre de plus sur le côlon qui avait moins saigné. On ne sait jamais, en liant le mésentère, si on n'a pas lié quelques vaisseaux. Durée, 2 h. 1/2.

*Suites* furent bonnes. La température, le second jour, était de 38°; le pouls à 80; le 3ᵉ jour, à 104.

Le seul inconvénient furent des douleurs qui firent administrer 0,25 centigr. de morphine par jour, deux fois dans la journée. A partir du 3ᵉ jour, des lavements furent administrés; le 6ᵉ jour, il y eut une selle.

Des aliments furent donnés à partir du 2ᵉ jour.

Quantité d'urine : 400 gr. en 24 heures.

Les forces revinrent petit à petit, l'urine devint plus pâle, l'appétit excellent.

Le malade sortit guéri le 20ᵉ jour.

Le 5 juillet, il avait gagné 3 livres.

Mai 1891. Le malade fut opéré de la cataracte.

L'examen montra : état général excellent; les fonctions sont par-faitement régulières; on sent l'intestin suturé à travers la paroi.

*Description de la pièce.* — Longueur du gros intestin, 10 centim.; longueur du petit, 6 centim.

Au niveau de la valvule, néoplasme annulaire, résistant; on ne peut passer en forçant qu'à peine un crayon; plus haut, existe un deuxième rétrécissement admettant un doigt.

Le côlon ascendant a une paroi mince et atrophique.

L'iléon a une paroi aussi épaisse que celle de l'estomac.

OBSERVATION 37. — *Tuberculose du cæcum. Résection étendue. Entérorraphie. Guérison.* Roux, 10 mai 1890. *Revue médicale de la Suisse romande,* 1891.

Marie J. R..., mariée, sans enfants ni fausses couches.

*Antécédents héréditaires.* — Un frère poîtrinaire, ainsi qu'une tante et des grands-parents.

*Antécédents personnels.* — A 20 ans, en automne, après un violent effort en arrière, elle ressentit pendant deux jours des douleurs suraiguës dans la région iléo-cæcale. Au printemps suivant, douleurs violentes pendant une journée entière, au même endroit.

Dès lors, chaque année, au printemps et à l'automne, la malade avait sa crise douloureuse pendant une journée entière, avec vomissements, frissons et douleurs horribles dans tout le ventre, surtout à droite. Après les crises il se produisait un calme absolu; aussi son état s'est-il maintenu assez satisfaisant jusqu'à l'hiver de 1889 où elle jouissait encore d'un embonpoint remarquable. Mais, à ce moment, elle commença à maigrir et à avoir une diarrhée qui ne l'a pas quittée depuis. A l'automne, elle a eu sa crise comme d'habitude.

De plus, la région cæcale est devenue douloureuse à la pression; dans les selles existait ce qu'elle appelle « de la rablure de boyaux ». Faiblesse et un peu de toux depuis l'hiver. Règles moins abondantes, douloureuses.

*État actuel.* — Femme amaigrie; habitus phtisique. Poumons sains sauf en avant et à droite (?). Ventre aplati, un peu tendu, contient dans la région appendiculaire une tumeur qui occupe la moitié externe de l'espace spinoso-ombilical, longe la moitié du ligament de Poupart et se perd peu à peu sur le cæcum et le côlon. Elle est ovoïde, sensible au palper, mate à son centre. Le cæcum et le côlon offrent de la résistance par leur paroi car ils sont vides; vague fluctuation dans la profondeur. La tumeur est un peu mobile profondément, elle n'adhère pas à la paroi abdominale. Au toucher vaginal, rien d'anormal.

*Diagnostic clinique.* — Pérityphlite appendiculaire, perforatrice, probablement avec tuberculose cæcale.

*Opération.* — Avant l'opération, un examen complémentaire en narcose fait voir que la tumeur n'est pas un abcès simple, mais une tumeur creuse, à parois épaisses, tympanique par places, représentant probablement un paquet d'adhérences qui englobent le cæcum.

Incision oblique à un ou deux doigts en dedans de la crête iliaque. On trouve que la tumeur comprend, dans des adhérences friables, le cæcum, l'appendice, l'abcès. On constate l'épaississement des parois intestinales jusqu'au coude du côlon. Le doigt enfoncé dans l'iléon ne peut s'engager dans la valvule de Bauhin.

On détache toute la tumeur de la fosse iliaque découvrant le muscle; on sectionne l'iléon à 6 ou 8 centim. au-dessus de la valvule, et on l'abouche dans le côlon transverse par trois plans de sutures renforcées par le mésentère et l'épiploon. L'infiltration de la paroi du côlon transverse lui-même rend la suture très difficile, à cause de la friabilité de l'intestin. L'iléon, rabattu en haut, pénètre le côlon par la face opposée au mésocôlon.

On enlève alors la tumeur avec tout le côlon ascendant et une partie du côlon transverse. On fait pour cela de nombreuses ligatures en dedans du cæcum et du côlon ascendant.

On voit le nerf crural, l'artère iliaque externe, l'uretère, etc... On ferme ensuite le côlon transverse à la façon du cæcum par 3 plans de suture. Tamponnement de la fosse iliaque à la gaze iodoformée, deux drains accolés.

Réunion des deux extrémités de la plaie plan par plan. Le nouveau cæcum est dans l'angle supérieur de la plaie. Pansement.

La description soignée de la pièce montre les lésions habituelles de la tuberculose cæcale : épaississement énorme des parois; la valvule est rétrécie et rigide; la muqueuse est détruite par places, ailleurs elle a l'aspect verruqueux et papillomateux. L'appendice perdu dans les fongosités était perforé en son milieu.

*Suites.* — Fort simples; on a eu pendant quelques jours une petite fistule stercorale due au sphacèle de quelques points mal nourris de la paroi intestinale. Cette fistule s'est fermée; la malade se levait le 29 mai et quittait l'hôpital le 11 juillet.

*État à la sortie.* — Petite fistulette donnant une sécrétion insignifiante, bon appétit, selles normales.

OBSERVATION 38. — *Tuberculose chronique du cæcum. Résection étendue. Anus artificiel. Mort.* BROCA, **28** août 1891. *Bulletin de la Société anatomique,* 4 mars 1892.

Homme de 41 ans, entré le 28 juillet 1891 à l'hôpital Bichat, dans le service du professeur Terrier, suppléé par le D<sup>r</sup> A. Broca.

Ce malade, qui avait toujours joui d'une bonne santé, était sujet depuis trois mois à des douleurs abdominales vagues, siégeant plus particulièrement à l'épigastre et dans la F.I.D.

D'abord intermittentes et accompagnant les efforts, ces douleurs étaient arrivées à devenir continues. Elles augmentaient après le repas. Jamais de vomissements, mais alternatives de constipation et de diarrhée, sans mélange de sang. Son ventre est souvent ballonné, surtout après le repas du soir et les douleurs le privent de sommeil; aussi s'abstient-il de manger le soir et se contente-t-il de bouillon. L'appétit a beaucoup diminué et le malade a notablement maigri pendant ces trois mois.

*État actuel*, 25 août 1891. — Abdomen un peu tendu sans ballonnement; à gauche, on déprime facilement la paroi, à droite on provoque de la douleur et immédiatement la paroi se tend. Par une pression soutenue, on arrive cependant à constater dans la partie supérieure de la fosse iliaque droite, à sa jonction avec le flanc, une tumeur dont la partie inférieure bien limitée reste distante de deux bons travers de doigt du pli inguinal droit, dont le bord externe passe à un travers de doigt en dedans de l'épine iliaque antéro-supérieure et dont la partie supérieure se perd dans la profondeur du flanc droit. Cette tumeur, du volume d'un poignet de femme, est mal limitée en dedans. Elle est ferme sans être franchement dure, un peu mobile dans le sens transversal, sensible plutôt que douloureuse à la pression. Percussion : pas de matité, mais diminution évidente de la sonorité par comparaison avec le côté opposé.

Dans l'hypochondre et la région ombilicale, sonorité tympanique.

*Examen du thorax.*—Légère submatité dans la fosse sus-épineuse droite; à l'auscultation : la respiration est un peu affaiblie au sommet gauche en avant, et au sommet droit en arrière. Ni sucre, ni albumine dans les urines. Pas de fièvre.

*Diagnostic.* — Tuberculose ilio-cæcale (surtout à cause des signes stéthoscopiques et de la sensation de la tumeur à la main).

Le 28 août 1891, le D<sup>r</sup> Broca fait la laparotomie avec l'assistance du D<sup>r</sup> Hartmann.

Laparotomie médiane sous-ombilicale ; la main reconnaît l'existence de la tumeur dans la fosse iliaque droite. La libération est commencée par la partie interne à laquelle adhèrent l'épiploon et des anses d'intestin. Pour faciliter le dégagement de la masse, le gros intestin est sectionné entre deux pinces longues, au voisinage de la jonction iléo-cæcale. Puis, afin de se donner du jour, on agrandit l'incision par en haut et on dépasse l'ombilic. On reconnaît alors que la portion d'intestin sectionnée n'est autre que le côlon transverse, qui affectait la forme d'un V ouvert en haut, étant accolé sur tout son bord droit au bord interne du côlon ascendant avec lequel il faisait un angle aigu. La libération est alors reprise par la partie externe, et l'on enlève la terminaison de l'iléon, le cæcum, le côlon ascendant et la partie droite du côlon transverse.

L'hémostase est facilement assurée par quelques ligatures en chaîne. Comme l'opération a duré assez longtemps, on ne fait pas de suture des deux bouts et on termine rapidement par la fixation immédiate au-dessous de l'ombilic.

*Suites.* — Le soir, T. 37°, pouls 130, petit. Soif vive.

Le 29. T. 37°, pouls 130, petit, inégal. Le soir, extrémités froides. Le malade meurt à 2 heures du matin.

Autopsie. — On trouva un petit pertuis par où les matières avaient passé, à l'angle supérieur de la plaie : d'où mort par péritonite septique.

Un fil avait été mal passé et l'occlusion de l'intestin était impar-faite, ainsi que M. Broca l'a déclaré. Péritonite suppurée au début, surtout au niveau de ce pertuis. Pas de sang dans l'abdomen, pas de lésions tuberculeuses du péritoine ; deux ulcérations tubercu-leuses de l'intestin grêle. Au sommet des poumons, quelques nodules discrets sans caséification. Adhérences des deux sommets.

*Examen de la pièce.* — Toute la jonction iléo-cæcale est englobée dans une masse fibro-adipeuse, surtout développée à la partie interne dans l'insertion du mésentère.

L'intestin ouvert, on constate que la valvule a disparu et que toute la région iléo-cæcale est occupée par une masse inégale, bourgeon-nante qui empiète à la fois sur l'iléon et le commencement du côlon ascendant. L'appendice est dilaté, ses parois sont épaissies, sa cavité est notablement agrandie. Le rétrécissement de cette portion de l'intestin est dû en grande partie à la masse scléro-adipeuse qui l'englobe.

Dans le mésentère, quelques petits ganglions. Un de ces ganglions a servi à inoculer un cobaye qui est mort de tuberculose.

Observation 39. — *Tuberculose du cæcum. Résection. Entéror-raphie circulaire. Guérison.* Sachs (de Mulhouse), 12 novembre 1891. *Archiv. für klin. Chirurgie,* 1892, et *Archives générales de mé-decine,* Paris, 1893.

Femme de 41 ans. Antécédents héréditaires et personnels bons ;

régulièrement réglée depuis l'âge de 14 ans. Dans les dernières années, menstrues souvent accompagnées de fièvre et de frissons.

Un accouchement ; pas de fausses couches. Jamais aucune affection abdominale. Depuis cinq ans déjà, douleurs dans la hanche droite et dans le membre inférieur du même côté. Depuis cette époque-là aussi, irrégularités dans les garde-robes. Diminution notable de l'appétit depuis deux ans et amaigrissement.

Vers le commencement de l'année 1891, sensation nette de l'existence d'un obstacle quelconque sur le cours des matières fécales ; avant chaque garde-robe, impression désagréable de chaud et de froid ; sueurs. Matières fécales souvent très dures et en grumeaux.

Depuis un an environ, la malade ressent une tumeur à droite dans l'abdomen. Un gynécologue consulté par la malade constate une rétroflexion prononcée de l'utérus et une tumeur mobile semblant avoir des connexions étroites avec les intestins. La malade nous est ainsi adressée.

Nous devons ajouter que dans les deux dernières années la malade éprouvait souvent des difficultés pendant la miction. Parfois la miction ne donnait que quelques goutte d'urine ; d'autres fois la malade ne pouvait cesser d'uriner.

Les purgatifs ont toujours provoqué de vives coliques.

*État actuel*, 25 août 1891. — Femme très pâle, cachectique. Pouls petit, muqueuses anémiées. Température normale.

A l'inspection : peau de l'abdomen ridée. Vergetures. Les intestins se dessinent nettement. Abdomen légèrement ballonné. Pas de tympanisme.

La palpation est légèrement sensible. La région ombilicale surtout est douloureuse, de même que toute la région située à droite de la ligne médiane. Douleur aussi à la pression sur une étendue d'une largeur de main au-dessus de la symphyse.

A une palpation plus attentive, la main allant dans la profondeur au-dessus du ligament de Fallope droit sent une résistance très sensible qui se laisse poursuivre jusque dans le petit bassin.

La surface de cette sorte de tumeur est irrégulière, bosselée, et on a l'impression de sentir là comme le pôle supérieur d'une tumeur sphérique dans l'ensemble. Région rénale gauche libre; au contraire, dans la région rénale droite, on sent à la palpation bimanuelle une tumeur nette, du volume d'une tête fœtale environ, à surface lisse et d'apparence kystique. Cette tumeur n'est pas influencée par la respiration; dans les mouvements de la malade, au contraire, elle se ramène de haut en bas. Cette tumeur est nettement fluctuante. En avant d'elle il y a une anse d'intestin.

Lorsqu'on fait mettre la malade dans la position de Trendelenburg, la tumeur située dans la fosse iliaque droite sort du bassin et se laisse facilement délimiter. Elle est mobile de droite à gauche et de haut en bas. Des deux parties latérales de la tumeur, on sent partir deux sortes de cordons se dirigeant l'un en bas, dans le petit bassin, l'autre en haut, vers le diaphragme. La tumeur suit les mouvements respiratoires.

Mais la nature de cette tumeur s'analyse plus facilement encore par l'examen intravaginal et le toucher rectal.

Au toucher vaginal : l'utérus est fixé en rétroflexion à gauche dans la concavité du sacrum. Douleur vive lorsqu'on essaye de le remettre en bonne position. L'ovaire gauche ne peut se sentir ; ovaire droit facile à trouver. Du vagin on sent nettement la tumeur qui a le volume d'un poing ; elle est très mobile, dure et bosselée, bien distincte de l'utérus.

Au toucher rectal : fibrome de l'utérus du volume d'un œuf de pigeon, situé dans la cavité de Douglas. Pas d'albumine dans les urines, mais indican en grande quantité. Cœur et poumons normaux.

*Diagnostic.* — Tumeur intestinale de la région iléo-cæcale, sans doute de nature carcinomateuse.

Hydronéphrose droite.

*Opération.* — Il a été impossible de préparer la malade par un purgatif, celui-ci étant chaque fois suivi de phénomènes douloureux vifs. Aussi pendant quelques jours sous-nitrate de bismuth.

Lavements et injections vaginales.

Antisepsie du champ opératoire comme de coutume. Position élevée du bassin, si bien que la tumeur sortant du petit bassin vient se porter dans la fosse iliaque.

Incision cutanée oblique sur la tumeur, se dirigeant vers le ligament de Fallope. Incision du péritoine que l'on suture aux fascias pour éviter son glissement. Puis on sort de l'abdomen la tumeur avec l'intestin qui y est appendu. Le mésocæcum est passablement long, sans doute à cause du poids de la tumeur. Pas d'adhérence autour de la tumeur.

La tumeur, du volume du poing, dure, bosselée, occupe exactement la région de la valvule iléo-cæcale. Le cæcum ne peut se reconnaître.

Elle intéresse jusqu'au mésentère, dont les feuillets, assez graisseux, sont séparés. Dans le mésentère, quelques ganglions mobiles.

Au niveau de l'iléon, à quelques centimètres au-dessus de la tumeur, on constate un anneau dur recouvert sur sa face péritonéale de petites nodosités du volume d'un grain de chènevis. La séreuse à ce niveau est très vasculaire. Les parois de l'iléon sont très épaissies, mais celui-ci n'est pas dilaté. Le côlon ascendant est très dilaté et à parois amincies.

Puis on attire au dehors, autant que faire se peut, la tumeur ainsi que l'iléon et le côlon qui s'y attachent, en même temps que leurs mésos.

On isole ensuite par des pinces les parties malades jusqu'aux points reconnus sains, de la façon suivante : on place sur l'iléon, à quelques centimètres au delà du point décrit plus haut, deux pinces de Rocher de façon à ne laisser dans leur intervalle qu'un point large de peu de millimètres.

Sur le côlon ascendant, les pinces hémostatiques étant trop petites à ce niveau, on place deux pinces longues.

Puis on sectionne l'iléon entre les deux pinces, on nettoie ensuite à la gaze les surfaces de section et on réséque le mésentère en plaçant au fur et à mesure que l'on avance des pinces au-devant desquelles on sectionne le mésentère. La ligne de section décrit ainsi une concavité dirigée vers la région iléo-cæcale, et se termine au niveau des points placés sur le côlon ascendant. Section enfin du côlon entre les pinces et ablation de la tumeur avec le mésentère qui y est appendu. Ligature à la soie des différentes pinces placées sur le mésentère. On enlève les pinces placées sur les bouts de l'intestin ; on nettoie la lumière de l'intestin avec de la gaze antiseptique ; on suture enfin ensemble les deux bouts de l'intestin inégaux de volume, après avoir rétréci la lumière du côlon (comme on le fait pour l'estomac dans la gastro-entérotomie).

Un premier plan de sutures comprend la séreuse, la musculeuse et une partie de la muqueuse ; un second plan ininterrompu sur la séreuse.

Lavage du péritoine avec une solution de sublimé et avec de l'eau salée. Suture de la paroi.

*Suites opératoires,* 12 novembre. — Douleurs légères dans l'abdomen. Cathétérisme donnant trois quarts de litre d'une urine légèrement trouble. T. soir, 37°.2. Pouls 76.

Le 13. Abdomen non ballonné. Douleurs légères à droite. Un litre et quart d'urine en 24 heures. T. 37°,3.

Le 14. On enlève toutes les sutures. La cicatrisation de la plaie est faite. Température normale. Ventre un peu tendu ; pas de gaz encore. Le soir malaises, météorisme.

Le 15. Dans la nuit, émission de grande quantité de gaz. Plus de douleur. La tumeur rénale n'est plus que du volume du poing.

Le 22. La malade se lève pour la première fois. Première garde-robe. Depuis ce moment, selle quotidienne.

Le 25. La malade quitte l'hôpital.

A ce moment : amaigrissement encore ; mais l'état général meilleur cependant qu'avant l'opération.

La cicatrice abdominale est parfaite, sans rougeur ni douleur. Garde-robe normale. Urine abondante et peu trouble.

Au bout de huit jours, la fièvre reparaît, alors que les règles attendues font défaut.

3 décembre. T. soir, 39°,5. Pouls 96. Rien à noter du côté de l'abdomen. Urines abondantes. Anorexie. Douleur vive à gauche dans la région lombaire, surtout à la pression.

Le 4. T. matin, 38°,4 ; soir, 39°.6.

Pendant les huit jours qui suivirent, la température oscilla entre 37°,8 le matin et 39°,9 le soir. La douleur lombaire gauche est expliquée par la présence d'albumine dans les urines.

Le 10. Urine trouble, contenant du pus et des cellules épithéliales de diverses sortes ; catarrhe vésical.

Le 11. Lavage de la vessie. Urine claire, maintenant ; hydronéphrose volumineuse.

Le 12. L'hydronéphrose a disparu en même temps que la fièvre.

*Examen anatomo-pathologique.* — La tumeur embrasse tout le cæcum avec l'appendice. L'iléon est réséqué sur une étendue de 9 centim ; le côlon sur une hauteur de 9 centim. La limite convexe du mésentère enlevé a 20 centim. environ ; entre les deux feuillets on trouve plusieurs ganglions.

A la vue, la pièce présente deux lésions principales : l'une sur l'iléon, l'autre à l'union de l'iléon et du cæcum.

Lésions de l'iléon. C'est dans son ensemble une sorte de rétrécissement annulaire de la paroi de l'intestin. A son niveau, la séreuse est blanche et recouverte de petits nodules du volume d'une tête d'épingle à celui d'une lentille. Cette région malade est séparée de la séreuse saine par une zone très vasculaire et la partie rétrécie est plus dure au toucher que les zones voisines.

La seconde lésion se présente sous la forme d'une tuméfaction entourant l'intestin, du volume d'une orange, noueuse, s'étendant sur les deux feuillets du mésentère. La séreuse, au niveau de cette tumeur, a le même aspect que celle qui recouvre le rétrécissement de l'iléon.

L'eau versée par l'iléon ne s'écoule que lentement par l'ouverture du côlon.

Sur une coupe longitudinale de la pièce, la muqueuse, depuis la section de l'iléon jusqu'au premier rétrécissement, est normale, de même que la muqueuse allant de ce point à la tuméfaction principale.

Mais au niveau du rétrécissement annulaire sur l'iléon, la muqueuse est absente, ses bords à ce niveau sont déchiquetés et tuméfiés. Circonférence de l'iléon, 6 centim.; immédiatement en avant de la tumeur principale, dilatation ampullaire.

La coupe transversale sur la tumeur a un aspect rouge blanchâtre. La surface de section est dure, sèche.

Pas de suc. La tumeur embrasse toute la circonférence de l'intestin et a réduit la lumière du canal intestinal sur une longueur de 4 centimètres et demi, au point qu'une sonde métallique de 5 millim. de diamètre seule peut passer.

Circonférence au niveau du côlon, 10 centim.

La tumeur est située juste au niveau de la valvule iléo-cæcale. Celle-ci, pas plus que le cæcum, ne peut être reconnue.

Dans le mésentère : deux grains et plusieurs petits ganglions, mais non caséeux.

*Examen microscopique.* — Il s'agit dans ce cas d'une sténose intestinale tuberculeuse circonscrite analogue au cas de Kocher.

Coupe de la tumeur. Épaisseur de la paroi, 10 à 12 centim. Surface interne de l'intestin déchiquetée ; pas trace de muqueuse. Les plis et replis de cette surface interne sont formés par un tissu fortement infiltré de petites cellules au milieu desquelles se trouvent quelques foyers de cellules épithélioïdes.

La sous-muqueuse et la musculeuse ne peuvent être différenciées, la plus grande partie de ces tissus étant infiltrés de nombreux groupes de petits tubercules formés par des cellules épithélioïdes. Peu de cellules géantes. Pas de dégénérescence caséeuse. Les tubercules ne dépassent pas les couches superficielles de la couche musculeuse longitudinale et ne pénètrent pas dans la séreuse.

Coupe au niveau de la sténose à 4 centim. en avant de la tumeur. Épaisseur de la paroi, 5 millim.

La muqueuse est recouverte de tubercules. En une partie limitée seulement, on peut apercevoir encore quelques glandes de Lieberkühn. Dans la paroi de l'intestin, groupes de tubercules également répartis, dont quelques-uns placés sous la séreuse repoussent celle-ci en dehors.

Dans les ganglions lymphatiques, le tissu adénoïde n'existe plus qu'à peine. Trabécules fortement épaissis en quelques endroits.

La plus grande partie du ganglion est occupée par de petits tubercules formés surtout de cellules épithélioïdes.

Cellules géantes en grand nombre. Pas de caséification.

Cette tuberculose de l'intestin correspond aux lésions du lupus cutané. Celle des ganglions à la structure du lymphome corné de Virchow.

OBSERVATION 40. — *Rétrécissement tuberculeux. Résection de la portion iléo-cæcale de l'intestin.* ZAHLMANN, 30 mai 1892. *Hospitalstidende 1892, n° 36, Copenhague.*

L'auteur communique un cas, qui d'après lui serait le neuvième publié.

Jeune fille de 17 ans, qui, un an et demi auparavant, serait entrée à l'hôpital et traitée pour diverses affections tuberculeuses. Déjà il y avait de l'endolorissement de la fosse iliaque et des symptômes de rétrécissement.

Le 15 mars 1892, elle entra à l'hôpital, après avoir passé une année entière au lit.

Malade petite, anémique, ne tousse pas.

L'auscultation ne donne rien d'anormal.

A l'examen : on trouve une petite tumeur non fluctuante, douloureuse à la pression, bruit de clapotement. T. 39°–39°,5.

*Opération.* — Le 30 mai, incision verticale de 15 centim. passant par la tumeur, on suture le péritoine à la peau. On trouve que le cæcum avec la portion avoisinante du côlon et de l'iléon sont transformés en une masse dure, l'appendice vermiculaire est tuméfié et dur.

Les adhérences résistantes sont détachées, on fait la résection de 12 centim. de côlon ascendant et 11 centim. d'intestin grêle. Durée de l'opération, 2 heures.

Réunion par première intention.

OBSERVATION 41. — *Tuberculose chronique de l'angle iléo-cæcal. Résection. Entérorraphie. Guérison.* BROCA, 30 novembre 1892. In BENOIST. *Tuberculose locale chronique de la région iléocæcale.* Th. Paris 1893.

Emile A..., 12 ans, entré le 9 novembre 1892, salle Denonvilliers, nº 31, à l'hôpital Trousseau.

*Antécédents héréditaires.* — Il ignore ce que sont devenus ses parents et a été élevé chez sa grand'mère à Poitiers.

Il n'a habité Paris qu'à l'âge de 7 ans. Il se souvient d'avoir été souvent malade pendant son enfance. Fort intelligent, il explique qu'il se trouvait en bonne santé, lorsqu'il y a trois ans, le 15 février, il reçut, prétend-il, un coup de boucle de ceinture sur la partie droite du ventre. Sa douleur fut assez forte pour l'empêcher de manger ; il n'y eut pas de vomissements. Quatre ou cinq jours après, il remarquait qu'il avait un gonflement et entra à l'hôpital de l'Enfant-Jésus. Là, il subit par deux fois une opération sur laquelle nous manquons de renseignements, et il en sortit deux mois après avec une plaie qui donnait de l'humeur. Il avait été traité, raconte-t-il, pour une pérityphlite dans le service de M. de Saint-Germain. Il avait conservé en quittant l'hôpital une fistule qui donnait du pus et même, à certains moments, des matières liquides en grande abondance ; aussi allait-il se faire panser fréquemment.

Son état s'étant un jour aggravé, il entra à l'hôpital Trousseau. Pendant 21 jours, il resta en observation.

*État actuel.* — Au moment de l'entrée, l'enfant portait une fistule dans la partie droite du ventre, au-dessus du pli inguinal, située sur l'incision probable d'une appendicite ; il en sortait un peu de pus et des matières liquides seulement, souvent mélangées de gaz (qu'il sentait passer parfaitement. Les douleurs n'étaient pas très vives, il pouvait marcher. Les selles n'ont jamais été interrompues par l'anus. Il n'y a jamais eu de pus dans les excréments. Le petit malade avait peu d'appétit, mais ne vomissait jamais.

Comme signes physiques, à la palpation, le ventre était résistant, dur et rétracté uniformément. Sur le pourtour de la fistule, on avait la sensation d'une plaque dure à limites indécises, mais on ne sentait pas de grosse masse pouvant faire songer à une tumeur du cæcum.

Organes thoraciques. Cœur, le premier bruit est légèrement soufflé à la pointe.

Poumons. Un peu de rudesse à la base droite.

*État général* assez bon ; l'enfant n'a que peu maigri. Pas de fièvre le soir.

Devant la difficulté de palper dans les conditions ordinaires, une exploration fut décidée sous le chloroforme qui permit de poser un diagnostic et la résection fut pratiquée séance tenante.

*Opération.* — Incision parallèle à la cicatrice, mais à 4 ou 5 millim. en dehors d'elle, laissant en dedans l'orifice fistuleux qui est cerné par une incision elliptique. L'incision traverse successivement la peau, l'aponévrose du grand oblique, les muscles petit oblique et transverse.

En dedans de l'orifice fistuleux, elle arrive sur le bord du muscle grand droit. Le péritoine est alors soulevé avec précaution dans l'angle inférieur, ponctionné, puis incisé. En dehors et en bas, il est adhérent à une masse qui fait corps d'autre part avec le cæcum. Ce cæcum d'ailleurs est très déformé, difficilement reconnaissable. Il est abordé par un intestin grêle très distendu et assez rouge à sa surface. En haut, il se continue avec le côlon ascendant induré sur une hauteur notable.

A un examen attentif, il devient évident qu'il existe en dehors et en arrière du cæcum une masse polyganglionnaire qui se prolonge dans le mésocôlon ascendant et dans le mésentère de l'angle iléo-cæcal.

De ces ganglions, les plus antérieurs et inférieurs sont ramollis et adhérents à l'intestin. C'est par l'intermédiaire de l'un deux, sous forme d'une cavernule fongueuse, que le stylet arrive de la fistule dans l'intestin, dont l'orifice, situé un peu au-dessous de l'abouchement de l'intestin grêle, est très petit. En le disséquant, et en cherchant à isoler le cæcum de la masse ganglionnaire, on déchire la paroi intestinale molle et friable et on arrive sur une muqueuse d'aspect fongueux, parsemée d'une quantité innombrable de petites végétations polypeuses. Il est impossible d'y reconnaître l'aspect ordinaire de la muqueuse intestinale et surtout rien qui rappelle le cæcum, l'appendice ou la valvule iléo-cæcale. Mais en haut et en bas sont des orifices dans lesquels le doigt s'engage et, à une certaine distance, rencontre des matières fécales.

Il était évidemment impossible de songer à suturer la perforation. On fit donc immédiatement l'entérectomie, l'assistant comprimant chaque bout entre le pouce et l'index et l'angle iléo-cæcal étant bien isolé hors du ventre sur des compresses.

On fit la résection de 20 centim. de l'intestin, côlon et iléon avec un coin du mésentère et en enlevant tous les ganglions facilement accessibles. Le bout inférieur était à peu près vide, mais le bout supérieur contenait des matières demi-liquides et assez abondantes, ce qui tenait évidemment à la stagnation causée par le rétrécissement de la valvule. L'intestin grêle était dilaté, mais la muqueuse était normale à l'œil nu, tandis que le côlon était malade, induré et à muqueuse polypeuse sur une hauteur de 6 à 8 centim. Après la section, l'hémorrhagie du mésentère fut médiocre et vite arrêtée par un surjet à la soie fine. Puis on fit l'entérorraphie circulaire en commençant par le bord mésentérique ; on fit d'abord une suture muco-muqueuse, puis une suture de Lembert. Les points furent très rapprochés et il y en eut au total 96, dont 50 pour la suture de Lembert. L'intestin grêle était plus large que le côlon ; en avant et en dehors il resta un point où on fit une entérorraphie longitudinale de 1 centimètre et demi de long. En ce point dont la solidité semblait douteuse, un fil fut laissé pour fixer la suture à la plaie abdominale. Après réduction de l'anse suturée, on fit la toilette du péritoine qui avait été très soigneusement protégé avec des compresses et contenait seulement un peu de sang. Suture en deux étages de la paroi, avec le fil intestinal pris lâchement dans le plan profond. Un drain est mis dans le péritoine derrière l'anse suturée. La durée totale de l'opération a été de 2 heures et demie, dont plus d'une heure pour les sutures intestinales. Pansement iodoformé.

*Examen de la pièce.* — Outre l'aspect déjà décrit de la muqueuse, la pièce enlevée, qui est constituée par l'angle iléo-cæcal et une masse ganglionnaire, présente à noter un épaississement très remarquable des parois au niveau du cæcum et de la paroi inférieure. A la place où devrait être la valvule iléo-cæcale, il y a une induration blanchâtre, qui constitue un rétrécissement très net, ce qui explique la distension de l'iléon.

La pièce a été remise à M. le Dr Pilliet qui a trouvé à son examen un nouveau cas type de tuberculose lymphoïde du cæcum.

*Suites.* — Les suites opératoires ont été fort simples. Aucune complication à noter : quelques semaines plus tard, l'enfant revient à l'hôpital ; il a engraissé, sa mine est excellente.

Localement, il y a une petite fistulette, sécrétant fort peu de sérosité pure, entretenue sans doute par l'un des nombreux fils dont l'élimination serait prochaine. Le ventre est souple, indolore, les selles régulières.

OBSERVATION 42. — *Sarcome du cæcum* (?). *Résection. Entérorraphie circulaire. Guérison.* GILFORD, 13 février 1893. *The Lancet,* 29 juillet 1893.

Femme de 27 ans, n'ayant jamais été malade auparavant ; depuis quatorze ans, elle souffre d'accès de refroidissements ; ces accès venaient à intervalles variables avec douleurs lancinantes dans le membre inférieur droit accompagnées de sensation de faiblesse ; elle ne se rappelle pas avoir jamais eu de fièvre, mais quelquefois de l'anorexie et sa santé était très irrégulière ; à deux occasions elle fut obligée de quitter ses places ; quelquefois elle était obligée de marcher avec une canne ; elle est toujours constipée et depuis son enfance elle a quelquefois des accès douloureux d'embarras gastriques ; je la vis en août 1892, à ce moment elle s'est plainte d'une douleur dans la région lombaire droite.

Accouchement à huit mois, l'enfant meurt.

Le 30 janvier 1893. Elle me consulte pour une douleur ombilicale augmentée par la pression ; la rigidité des muscles abdominaux empêche la palpation ; le rein droit semble augmenté de volume et un peu abaissé ; on porte le diagnostic de sarcome du rein.

*Opération.* — Incision par la voie lombaire, le rein apparaît sain dans ses deux tiers supérieurs, le néoplasme paraissait partir du tiers inférieur ; j'allonge alors l'incision jusqu'à la crête iliaque de façon à former un T ; la masse allait encore plus bas, on voyait que le néoplasme était emprisonné sur le fascia iliaca contre le muscle psoas, en dedans se voyait la terminaison de l'iléon. On le sépare du rein avec la sonde cannelée, puis on détache les adhérences avec le fascia iliaca et la tumeur est isolée en arrière, un morceau de psoas est enlevé en même temps qu'elle, l'uretère n'est pas touché ; on attire la tumeur et l'intestin au dehors et la tumeur est sectionnée ; du pus s'échappe, ce qui me fait penser à une masse inflammatoire. Des ligatures ayant été placées autour du côlon et de l'iléon, on dissèque le mésentère jusqu'au pédicule, résection entre deux ligatures (la plus grosse artère sectionnée a le volume de l'artère radiale) ; le bout périphérique du côlon est traité après résection nouvelle de deux centim. ; on fait la section oblique d'un segment, la section droite de l'autre ; la section oblique est alors fermée avec du catgut de grosseur moyenne en suture continue traversant toutes les tuniques. Un pouce du petit intestin est alors réséqué et suturé au bout rétréci du côlon ascendant ; une suture continue est faite au catgut d'abord pour joindre le côlon à l'iléon, puis pour joindre la partie séreuse des deux intestins. Lavage à l'eau bouillie, mise en place d'un gros drain de verre. Durée de l'opération, 2 heures.

*Suites.* — Après l'opération, collapsus.

Le lendemain : nausées et vomissements, douleurs, un peu d'exsudation.

Le 3e jour. Nausées, jaunisse, langue rouge.

Le 4e jour. Selles naturelles.

A partir du 6e jour, lavements chaque jour.

Ablation des sutures le 7e jour ; infection et désunion partielle de la plaie, mise en place de nouvelles sutures, retrait du drain le 8e jour.

Après l'ablation du drain, l'écoulement prend une couleur brûnâtre ; on met un tube plus petit, l'écoulement diminue petit à petit ; vers la fin de la 3e semaine, on lui donne une alimentation normale.

Actuellement, six mois après l'opération, la malade a meilleure apparence ; il n'existe aucun signe de retour de néoplasme ; amélioration des signes fonctionnels.

Poids de la tumeur, 250 gr.

Longueur : 8 centim. de côlon ascendant et cæcum, 7 centim.
d'iléon.

REMARQUE. — Je n'ai aucune expérience des incisions antérieures, cependant, je crois que si je rencontrais un cas semblable, je préférerais l'incision lombaire qui permet l'exploration
facile des parties malades, facilite le drainage et n'ouvre que
peu le péritoine.

OBSERVATION 43. — *Rétrécissement inflammatoire. Résection.
Entérorraphie circulaire. Guérison.* HARTMANN, 18 avril 1893.
(Inédite).

A. N..., 32 ans, entre le 28 mars 1893 dans le service de notre
maître le professeur Terrier, que nous avions alors l'honneur de
suppléer.

Rien de particulier à noter dans ses antécédents : son père s'est
suicidé, deux de ses frères sont morts en bas âge. Sa mère et un frère
sont actuellement bien portants. Elle-même n'a jamais fait de maladies
graves et a eu une petite fille à 22 ans.

Depuis un an, cette malade perd l'appétit et maigrit progressivement. Son attention n'est attirée vers l'abdomen que depuis ces derniers mois. Les garde-robes deviennent difficiles ; elle est obligée de
se purger fréquemment et, depuis deux mois environ, elle éprouve dans
le ventre, plus particulièrement à droite, des douleurs ; c'est depuis
le même temps qu'elle a constaté dans la fosse iliaque droite l'existence d'une tumeur. Jamais il n'y a eu de sang dans les garde-robes.

Actuellement la malade est très amaigrie. Pas de fièvre. Elle se
plaint d'une douleur continue dans le côté droit du ventre, douleur
augmentée par la marche, et d'une perte presque complète de l'appétit. Malgré sa faiblesse et ses douleurs, la malade peut cependant se
lever, mais la marche est pénible.

Le ventre est souple, non ballonné. On sent dans la fosse iliaque
droite une tumeur en forme de boudin mesurant environ le volume
de 4 doigts, allongée dans le sens vertical, commençant à 2 centim.
environ au-dessus de l'arcade crurale et remontant dans une hauteur
de 8 centim. environ. Cette tumeur est située un peu en dedans de

l'épine iliaque antéro-supérieure: elle est dure, un peu sensible au palper, un peu mobile latéralement, immobile dans le sens vertical, adhérente manifestement à la fosse iliaque.

Rien au toucher vaginal.

Examen des urines : 925 gr. par 24 heures, couleur jaune pâle; réaction légèrement acide. Densité égale à 10208. Urée par 24 heures. 14 gr. 45; ni sucre ni albumine.

Le 18 avril 1893, avec l'aide de nos internes Baillet et Morax, nous procédons à l'extirpation de la tumeur. Position élevée du bassin.

Incision parallèle au bord externe du muscle droit, un peu en dehors de lui, mesurant environ 13 centim. de long. descendant jusqu'au voisinage de l'arcade crurale, pour se recourber en dedans, dans une étendue de 2 centim. environ. Le ventre ouvert, nous constatons qu'il n'existe aucune adhérence à la paroi abdominale antérieure.

L'iléon d'une part, le côlon ascendant de l'autre se fusionnent dans une masse informe adhérente à la fosse iliaque.

Perforant avec une pince de Kocher le mésentère à 2 bons centimètres en dehors de la tumeur, nous ramenons avec elle un bout de drain qui nous sert à étreindre la fin de l'iléon dans une anse élastique que fixe une pince. Même manœuvre sur l'origine du côlon transverse; une pince longue est alors appliquée immédiatement en dehors des limites de la tumeur sur l'iléon et nous sectionnons l'intestin entre la pince et le lien élastique. Les surfaces de section sont désinfectées avec un tampon de sublimé. Nous commençons alors de bas en haut la libération de la tumeur avec l'ongle, nous aidant au besoin du bistouri. Relevant progressivement la fin de l'iléon, le cæcum, nous arrivons jusque sur le côlon sur lequel nous plaçons une pince. Section du côlon entre cette pince et le lien élastique préalablement placé.

Le mésentère (mésocôlon et méso-iléon) est alors réséqué en V entre deux pinces longues.

Avec une aiguille d'Hagedorn et de la soie n° 0, nous réunissons, après avoir mis les deux bouts en rapport, les muqueuses en arrière Nous arrêtons en ce point notre fil, puis faisons un surjet jusqu'à la ligne médiane antérieure. Revenant avec une autre aiguille à notre point de départ en arrière, nous faisons sur la demi-circonférence interne un nouveau surjet de la muqueuse et nouons ensemble en avant les extrémités des fils de nos deux surjets. Nous avons alors un cylindre muqueux constitué.

Sur ce cylindre muqueux, nous faisons une suture de l'intestin suivant le mode de Lembert, nous servant d'une aiguille de Reverdin et de soie. Suture du V du méso, consolidant notre suture de Lembert en chargeant avec le dernier point de suture du méso les deux bouts de l'intestin.

L'entérorraphie circulaire est terminée, nous enlevons les deux bouts de drains qui nous ont servi pendant tout ce temps à assurer l'hémostase et à empêcher l'écoulement des matières.

Pour consolider notre suture et limiter le foyer, nous amenons sur elle l'épiploon que nous fixons en bas et en dehors. En dedans, au niveau du détroit supérieur, nous limitons le foyer avec une lanière de gaze iodoformée qui sort par la partie inféro-interne de la plaie dont le reste est réuni par une suture à 3 étages, les deux profonds à la soie, le superficiel au crin.

T. soir, 36°,6 ; 64 puls. ; 24 resp.

Le 19. La malade a eu 3 vomissements peu abondants, accompagnés d'efforts ; elle a passé une bonne nuit après une injection d'un demi-centigramme de morphine. Elle n'a rien bu, se contentant de se rincer la bouche avec de l'eau tiède. Son facies est un peu fatigué. Pli persistant lorsqu'on le fait sur le dos de la main. Urine seule. 700 gr. d'urine.

T. matin, 36°,8 ; 76 puls. ; 24 resp.

T. soir, 37°,4, 104 puls ; 24 resp.

Le 20. Pansement ; un peu de suintement sanguin. Légère sensibilité de la fosse iliaque ; indolence et souplesse du reste du ventre. On donne deux lavements de 100 gr., le premier d'eau tiède, le deuxième d'eau et de cognac. Ils suffisent pour calmer complètement la soif. 400 gr. d'urine.

T. matin, 37°,4 ; 88 puls. ; 21 resp.

T. soir, 47°,6 ; 94 puls. ; 22 resp.

Le 21. La malade a eu un peu de hoquet passager ; elle a commencé à rendre des gaz par l'anus dès le milieu de la nuit précédente. Champagne. 400 gr. d'urine.

T. matin, 38°,1 ; 92 puls. ; 26 resp.

T. soir, 37°,9 ; 92 puls. ; 26 resp.

Le 22. Nous commençons à alimenter la malade, continuant le

champagne et lui donnant à prendre pendant la journée un lavement nutritif avec deux œufs en même temps qu'elle boit environ.
un demi-litre de lait. 350 gr. d'urine.

T. matin, 37°,6 ; 86 puls. ; 24 resp.

T. soir, 37°,6 ; 87 puls.

Le 23. La malade a eu spontanément cette nuit 3 garde-robes.
Nous continuons le champagne et le lait (un litre). 400 gr. d'urine.

T. matin, 37°,5 ; 72 puls.

T. soir, 37°,5 ; 84 puls.

Le 24. Deux garde-robes cette nuit. Lait, œufs, potages ; T. 37°,2 ;
36°,9.

Le 25. Deuxième pansement : ablation d'une partie de la mèche de
gaze ; écoulement d'un peu de sérosité roussâtre ; T. 36°,6 ; 37°,2.

Le 26. T. 36°,6 ; 37°,4.

Le 27. Ablation du reste de la mèche de gaze après laquelle sort
un peu de liquide chocolat sans odeur ; T. 36°,6 ; 36°,8.

Le 2 mai, quatrième pansement ; ablation des crins ; la région
iliaque est partout sonore, mais légèrement météorisée.

Rien de particulier à noter jusqu'au 21e jour où la malade commence à se lever. Les digestions se font normalement, les selles sont
régulières, la malade reprend à vue d'œil. Les pesées successives en
témoignent du reste.

12 avril (avant l'opération) 31 kilogr.

16 mai (après l'opération) 34    »

Le 23    —    —    34 kil. 5

Le 30    —    —    36 kilogr.

6 juin    —    —    36    »

Cet arrêt dans l'accroissement est en rapport avec la formation
d'un petit abcès pariétal ouvert le 31 mai, mais l'augmentation
reprend immédiatement.

Le 13. 37 kil. 5.

Le 20. 39 kilogr.

Le 27. 40    »

4 juillet. 40 kil. 5.

Le 11. 41 kilogr.

Le 18. 41    »

Le 25. 41    »

La malade quitte l'hôpital avec une fistulette pariétale.

15 novembre. A la suite de l'ablation d'un fil pariétal, la fistulette s'est fermée. Le fonctionnement du tube digestif est normal ; la malade en parfait état de santé. Son poids a encore augmenté, 43 kilogr.

Observation 44. —*Tuberculose du cæcum. Résection. Entérorraphie circulaire. Guérison.* Richelot, 21 octobre 1893. *Société de chirurgie de Paris*, novembre 1893. (Inédite, communiquée par M. Finet, interne du service.)

La nommée É. F..., femme P..., âgée de 27 ans, entre le 8 octobre 1893, salle Denouvilliers, lit n° 48.

*Antécédents héréditaires.* — Père mort asthmatique à 77 ans. Mère, 67 ans, bien portante. Deux frères et une sœur : un des frères aurait une maladie de cœur, l'autre serait mort tuberculeux à 19 ans, la sœur a une mauvaise santé. Deux enfants : l'un âgé de 6 ans, malingre et chétif ; l'autre âgé de 2 ans, souffre de diarrhée depuis sa naissance, d'otite, de blépharite ciliaire, etc., etc.

*Antécédents personnels.* — Bonne santé dans l'enfance. Seulement rougeole à 13 ans. Pas d'adénopathie, de blépharite : aucun accident scrofuleux. Réglée à 13 ans, perdait peu, mais régulièrement.

De 15 à 18 ans, diarrhées opiniâtres avec coliques. A partir de 18 ans, elle a encore des périodes de diarrhée, mais beaucoup plus espacées.

Cet état se prolongea jusqu'à il y a huit mois, avec recrudescence des accidents à la suite de la deuxième grossesse, c'est-à-dire il y a deux ans.

Pendant sa dernière grossesse, la malade eut une nuit des hémoptysies qui ne se sont jamais reproduites. Mais aussitôt après son accouchement, elle a commencé à tousser ; cette toux d'abord sèche s'est bientôt accompagnée d'une expectoration spumeuse abondante. Depuis huit mois, accalmie très marquée dans ses manifestations pulmonaires.

Depuis ces deux dernières années, les règles ont presque complètement disparu : deux époques menstruelles dans l'espace de dix-huit mois.

Il y a huit mois, la malade remarque qu'elle rend fréquemment du sang dans ses selles. Ce sang était rouge, peu altéré. Ces hémorrhagies assez espacées au début se répétaient quotidiennement pendant les derniers temps. En même temps, elle constatait la présence de pus dans ses selles ordinairement diarrhéiques avec des intervalles de constipation.

Depuis plusieurs années, l'appétit était presque nul, les digestions difficiles, les nausées fréquentes. Depuis trois mois, elle vomissait presque tous les jours.

Il y a à peu près un an, elle s'aperçoit de l'apparition dans la fosse iliaque droite d'une petite tumeur du volume d'un œuf de poule, s'accompagnant de douleurs vives, lancinantes ; les douleurs ont duré deux mois environ ; leur atténuation a coïncidé avec l'évacuation de pus dans les selles.

*État actuel.* 8 octobre. — La malade est, au moment de son entrée à l'hôpital, dans un état de cachexie très prononcé. Émaciation, anorexie, vomissements, diarrhée. Sueurs nocturnes, toux fréquente et comme symptômes pulmonaires : respiration soufflante au sommet gauche, craquements au sommet droit.

Le ventre est rétracté, et la palpation fait facilement percevoir dans la fosse iliaque droite une tumeur du volume d'une orange, assez mobile, de consistance dure, douloureuse à la pression. Pas de ganglions inguinaux.

On fait le diagnostic de tuberculose du cæcum et l'on décide l'opération qui est pratiquée le 21 octobre.

*Opération*, le 21 octobre 1893. — Chloroforme. Incision latérale de la paroi, mesurant 8 centim., commençant au niveau d'une ligne oblique allant de l'épine iliaque antérieure et supérieure à l'ombilic, en un point un peu plus rapproché de l'épine iliaque que de l'ombilic, et aboutissant, après un trajet de 8 centim., un peu plus oblique que l'arcade crurale, à 5 centimètres et demi de la symphyse.

Le péritoine ouvert, on constate qu'il n'existe pas de liquide dans la cavité abdominale. On tombe immédiatement sur une tumeur du volume d'un gros poing, que sa situation et sa connexion avec l'intestin font immédiatement reconnaître pour le cæcum.

La tunique séreuse est recouverte de granulations de volume variable qui lui donnent un aspect rugueux. Elles ne semblent pas s'étendre beaucoup sur l'iléon ; la séreuse du côlon ascendant présente sur une certaine hauteur des granulations plus rares, mais très nettes.

L'iléon n'est pas augmenté de volume.

La masse cæcale est facilement libérée d'adhérences, d'ailleurs faibles, avec la fosse iliaque et maintenue autant que possible au dehors de la plaie, la cavité péritonéale étant protégée avec des éponges.

Une mèche assez épaisse de gaze iodoformée est d'abord placée circulairement sur le côlon ascendant, au point où l'intestin paraît sain, c'est-à-dire où disparaissent les granulations. Puis une pince à mors longs est placée sur la gaze et modérément serrée, pour produire l'occlusion du côlon à ce niveau. Une autre pince est placée à 2 centim. au-dessous, avec les mêmes précautions. Deux autres clamps également munis de gaze iodoformée sont placés sur l'iléon, au niveau de son abouchement dans le cæcum, et l'intestin est sectionné entre les deux.

Une série de pinces à mors longs est alors appliquée sur le mésocæcum en remontant obliquement vers le mésocôlon, jusqu'à ce que les mors de la dernière pince ainsi placée aillent rejoindre les mors du clamp placé sur le côlon ascendant. Puis, la cavité péritonéale étant soigneusement fermée avec des éponges, on pratique l'ablation de la tumeur en coupant au ras des pinces.

Il est à remarquer qu'on ne fait pas une section triangulaire conique du méso, triangle dont les bords pourront être rapprochés au moment de l'entérorraphie, mais une section en quelque sorte parallèle au trajet de l'intestin. Cette section, du reste, doit être complétée au niveau de la partie moyenne du repli péritonéal que l'on doit creuser pour enlever quelques ganglions indurés, situés dans ce repli. Une ligature en chaîne au catgut est placée sur le méso, qui forme le pédicule de la tumeur, et l'on procède, après avoir enlevé les pinces qui ferment l'intestin, à l'abouchement de l'iléon dans le côlon ascendant.

Les deux portions de l'intestin reposant sur le plan de la fosse iliaque, on place d'abord quatre ou cinq fils séro-séreux pour unir le bord adhérent de l'iléon au bord adhérent du côlon. Les sutures sont faites à la soie (00) avec la petite aiguillle de Reverdin.

Au niveau du bord adhérent, on commence alors une suture muco-muqueuse que l'on poursuit sur toute la circonférence de l'intestin. L'entérorraphie est complétée par un étage de points séro-séreux.

La portion de gros intestin qui, vu la différence de calibre ne peut être suturée à l'intestin grêle, est fermée par une double rangée de sutures.

Une lanière de gaze iodoformée est alors glissée au niveau de la suture, au-dessous de l'intestin, et vient ressortir par l'angle inférieur de la plaie abdominale.

Le point où les 2 portions d'intestin s'abouchent est placé lui-même au niveau de la plaie. La cavité abdominale est refermée par un surjet de catgut sur le péritoine, surjet sur les muscles et l'aponévrose, crins de Florence sur la peau, excepté l'angle inférieur par où passe le drainage de gaze iodoformée.

*Suites* très simples.

Le 21. Pas de réaction péritonéale, pouls de moyenne fréquence. T. 37°,6, le soir.

Le 22. T. 37° et 37°,4. La malade a rendu des gaz.

Le 23. État satisfaisant.

Le 25. Légère élévation de température, 38°. Lavement : la malade a une selle abondante.

Le 28. On donne à la malade un peu de calomel.

2 novembre. Premier pansement : absolument sec. On retire la gaze iodoformée assez facilement. Immédiatement après, sortie d'un liquide brunâtre, que son odeur fait reconnaître facilement pour du liquide intestinal.

Petit drain de l'angle inférieur de la plaie.

Le 3. En faisant le pansement, le drain sort. On ne le remet pas.

Le 5. Réunion complète. La malade mange, prend de l'embonpoint. Les vomissements et la diarrhée ont disparu. Au moment où elle quitte l'hôpital, elle se plaint encore de quelques douleurs dans la fosse iliaque droite.

L'examen histologique a été fait au laboratoire de M. Remy.

A. — *Examen macroscopique.* — 1° Fragment du gros intestin.

Le péritoine dépoli présente de nombreuses granulations grisâtres. Sur une coupe, les tuniques musculaire et muqueuse ne présentent plus de différenciation nette et sont envahies par un tissu ramolli et grisâtre.

2° Ganglion mésentérique. Augmenté de volume, caséeux, ramolli, d'une couleur jaunâtre.

B. — *Examen microscopique.* — Un fragment d'intestin, ainsi qu'un ganglion, sont fixés à l'alcool absolu, montés au collodion, coupés au microtome. Les coupes obtenues sont colorées au picro-carmin de Ranvier.

A un faible grossissement, on voit que les fibres musculaires ont subi la dégénérescence vitreuse; elles se présentent sous forme de stries amorphes.

La muqueuse augmentée de volume renferme une quantité de vaisseaux de néoformation présentant à leur pourtour une infiltration de cellules embryonnaires. Çà et là se voient des tubercules typiques, avec leur pourtour de cellules jeunes, leur milieu constitué de cellules dégénérées et enfin au centre une ou plusieurs cellules géantes multinucléées.

L'épithélium de la muqueuse est détruit en maints endroits et a subi la dégénérescence graisseuse.

Dans le péritoine, où se voient en saillie des tubercules, on relève une augmentation du tissu fibreux.

Le ganglion présente, lui aussi, à la coupe, des tubercules typiques à cellules géantes.

L'examen microbiologique n'a pas été fait.

Des coupes pratiquées à l'extrémité de la portion réséquée montrent qu'on se trouve ici en tissu sain.

OBSERVATION 45. — *Tuberculose du cæcum. Résection. Entérorraphie. Guérison.* BILLROTH (cas 15), 10 juillet 1889, *loco citato.*

Joseph C..., 35 ans, forgeron, 6 juillet 1889.

*Antécédents.* — Le malade affirme que jusqu'il y a trois ans sa santé fut parfaite. La nuit de Noël, il fit un excès; le lendemain, il ressentit du malaise et s'aperçut pour la première fois d'une grosseur dans la région iléo-cæcale. Il dit également avoir ressenti des douleurs à ce moment-là, sans fièvre. Dans les premières années, son mal était supportable; mais, l'année dernière, survinrent des accès douloureux fréquents, très courts, mais très violents et la tumeur était plus accentuée dans ces moments-là. Constipation pendant les crises; le malade prenait des purgatifs. Coloration des excréments très foncée, presque noire.

*État actuel.* — Individu pâle, assez grand; système osseux très grêle. Rien de particulier à l'examen des poumons et du cœur. Ankylose de l'articulation du coude gauche.

Toucher rectal normal; urines acides sans albumine. Lupus de la face et du cou; plaques de la dimension d'un kreutzer.

*Palpation.* — Dans la région iléo-cæcale, la main sent nettement une tumeur dure, plus grosse qu'une noix, bosselée; une bosselure se trouve près de la ligne médiane; elle est mobile dans le ventre.

Les matières rendues pendant le séjour à l'hôpital sont liquides, brunâtres, d'abondance modérée.

Au niveau de la tumeur, le son est d'une tonalité élevée, sec; tout autour, le son est tympanique.

*Opération.* — Chloroforme. Incision comme pour la ligature de l'iliaque primitive. Aussitôt après l'ouverture du péritoine, la tumeur intestinale apparait dans la plaie; elle appartient au cæcum. On eut assez de difficulté pour attirer toute la tumeur dans la plaie; tout d'abord, il fallut rompre des adhérences qui reliaient l'intestin grêle et le cæcum au côlon. Puis les adhérences latérales et inférieures détruites, on en trouva encore qui fixaient l'intestin en arrière. Ligature de tous ces cordons à la soie; section aux ciseaux ou au thermocautère de plusieurs d'entre eux entre deux ligatures. On ne voit pas l'appendice.

Aux extrémités, sur les limites de la portion à enlever, dont la longueur mesure 20 centim. environ, on place une ligature temporaire avec une une mèche de gaze iodoformée. Incision de l'intestin grêle tout d'abord; par cette incision, sort une grande quantité de noyaux de cerises et de prunes et un petit morceau de bois anguleux.

On excisa sur le mésentère une partie en coin qui répondait à l'intestin malade. Section du gros intestin.

On fit alors un cæcum artificiel. Après avoir fermé le gros intestin à la partie inférieure, on fit une incision longitudinale à sa face interne, et on aboucha le bout de l'intestin grêle dans cette incision. L'intestin grêle était large, le gros intestin étroit; quand on détruisit les adhérences postérieures si nombreuses, le péritoine se déchira de ce côté sur une longueur de 5 centim. et on vit apparaitre l'uretère droit. Lorsque les sutures intestinales eurent été achevées avec le plus grand soin, la brèche faite au mésentère fut fermée avec des sutures de soie à points séparés; une mèche de gaze iodoformée et un drain furent placés sous l'intestin, et on les fit sortir par l'angle inférieur de la plaie. Suture du péritoine iliaque déchiré, suture du péritoine pariétal, puis suture des aponévroses des muscles et de la peau.

*Suites.* — La température ne dépassa pas 38°. Le 6ᵉ jour, évacuation diarrhéique. Deux jours après, le long de la mèche iodoformée, un peu de matière avait passé dans le pansement. Drainage supprimé le 17ᵉ jour; un peu d'écoulement stercoral persistait, mais ne tarda pas à disparaitre complètement; enfin quelques fils de soie furent éliminés à travers le trajet bourgeonnant.

Au bout de cinq semaines, le malade entrait en convalescence.

31 août. Le malade entrait en convalescence.

*Examen de la pièce.* — Le morceau réséqué avait 17 centim. de long et comprenait 12 centimètres et demi de gros intestin. Il contenait un amas de noyaux de cerises; on ne distinguait ni le cæcum ni l'appendice.

L'orifice de la valvule admet le petit doigt difficilement. La muqueuse de l'iléon est épaissie, velvétique, boursoufflée; la muqueuse du côlon est boursoufflée au-dessus du rétrécissement; la musculeuse a plus d'un demi-centimètre d'épaisseur sur la paroi antérieure.

Quant à la paroi postéro-latérale, elle est épaissie jusqu'à atteindre 3 centimètres et demi à 4 centim. et constituée par un tissu calleux, parsemé d'ilots d'un tissu transparent et gélatineux. La coupe de cette paroi postérieure si épaissie montre une cavité tapissée par une muqueuse analogue à celle du gros intestin, en sorte que ce conduit peut être regardé comme l'appendice adhérent en arrière et isolé par suite du rétrécissement ulcératif de la valvule iléo-cæcale.

La valvule manque et est remplacée par un orifice rétréci produit par une ulcération en grande partie cicatrisée et qui envoie vers l'iléon des brides cicatricielles entre lesquelles la muqueuse hypertrophiée forme des saillies polypiformes qui augmentent encore le rétrécissement.

Dans l'étendue d'une pièce de 1 kreutzer, la paroi latérale externe du côlon présente une surface mamelonnée avec des nodules jaunâtres; au voisinage du rétrécissement, se voient d'autres nodules de la grosseur d'un grain de chènevis.

OBSERVATION 46. — *Tuberculose du cæcum. Résection. Entérorraphie. Mort.* BILLROTH. (Cas 16), 12 juillet 1889, *loco citato.*

Michel R..., 34 ans, cordonnier, entré le 7 juillet 1889.

Pas d'antécédents héréditaires; bien portant jusqu'il y a quat reans

Douleurs d'estomac, sensation de poids au niveau de l'épigastre; souvent nausées et éructation. Constipation qui nécessite constamment l'emploi des évacuants.

Depuis deux ans, il a régulièrement dans le jour des crises douloureuses qui s'accompagnent de mouvements péristaltiques de l'intestin nettement apparents; depuis un mois, du côté droit de l'abdomen, il y a une tumeur d'abord allongée, qui depuis peu a pris une forme plus arrondie.

Amaigrissement considérable depuis six mois.

*État actuel.* — Petite taille, maigre. Organes thoraciques sains. L'abdomen n'est pas gonflé, paroi mince, région cæcale sensible à la pression. On y sent une résistance anormale due à une tumeur dure et rénitente, inégale, fixée profondément et ne se laissant pas déplacer. Légère matité correspondant à cette tumeur. L'urine ne contient ni albumine ni sucre, mais de l'indican.

*Opération.* — Incision de 10 centim. dans la fosse iliaque droite, dirigée obliquement en dedans et en bas : on découvre une tumeur du cæcum qui empiète sur l'intestin grêle. On fait saillir la tumeur, la plaie est protégée avec de la gaze iodoformée.

On commence par faire une ligature de l'intestin grêle avec du fil de soie au-dessous de la tumeur et du côlon ascendant au-dessus. La portion du mésentère correspondant au fragment intestinal à réséquer reçoit des ligatures en masse et plusieurs ganglions lymphatiques hypertrophiés sont enlevés en même temps. On a ainsi divisé un si grand nombre de vaisseaux de l'iléon qu'on est obligé de réséquer 10 centim. de cet organe. La section est faite aux ciseaux, le côlon est coupé transversalement, l'iléon obliquement, pour établir l'uniformité de calibre. Peu de sutures sur la muqueuse, sutures très éloignées de la musculo-séreuse. Suture mésentérique.

Trois sutures à la soie fixent l'intestin à la paroi abdominale antérieure. Drain et mèche de gaze. Suture de la paroi.

*Suites.* — Les deux premiers jours, pas de fièvre. Le 3e jour, violentes douleurs du côté de la plaie ; on trouve de la suppuration le long des sutures ; le 4e jour, comme le météorisme et les douleurs augmentaient, on fait sauter une partie des sutures et il s'écoule une assez grande quantité de matières fécales. Malgré un large drainage, le météorisme et les douleurs persistent, du hoquet survient. Ces symptômes se calment vers le 20 juillet; le malade supporte quelque nourriture, mais il est très faible et dans une agitation incessante. Collapsus et mort le 28 juillet.

Autopsie. — Montre tous les signes d'une péritonite généralisée;

un abcès sous-phrénique s'était formé, ulcérant le diaphragme, et s'ouvrant dans la cavité pleurale droite.

Le duodénum descend dans l'angle formé par les deux intestins; sur sa périphérie se trouve une ligature en masse qui est fixée dans la plaie.

OBSERVATION 47. — *Tuberculose du cæcum. Résection Entérorra-phie. Guérison.* BILLROTH (cas 17), 19 décembre 1889, *loco citato.*

Joseph N..., 39 ans, cordonnier, 7 décembre 1889.

*Antécédents.* — Père mort d'hydropisie; mère morte de suites de couches. Le malade, à 18 ans, a eu de la toux et de l'enrouement; il y a deux ans et demi, il sentit son estomac gonfler, puis survinrent des douleurs ressemblant à des crampes ; quelquefois des vomissements verdàtres et de la diarrhée.

Puis l'état général s'améliora, mais il resta constipé, obligé de prendre fréquemment des laxatifs.

Tous les trois mois environ, il survient une nouvelle crise avec vomissements répétés de matières jaunâtres d'odeur infecte ; les selles étaient dures, le plus souvent mélangées de mucus et de sang. Dans le dernier mois, la constipation dura huit jours, pendant lesquels se produisirent des vomissements avec évacuation de gaz par le haut et le bas.

L'abdomen étant très ballonné, d'énergiques irrigations rectales furent faites qui produisirent au malade une grande amélioration; le ventre se dégonfla.

On put alors sentir dans la profondeur de la région droite du ventre, au-dessous de l'arc costal, une résistance anormale que le malade nous dit avoir remarquée, depuis des années déjà.

*État actuel.* — Grandeur moyenne, amaigrissement, teint subictérique, voix de castrat. Examen laryngoscopique a montré épaississement du repli thyro-aryténoïdien supérieur droit, et une parésie des cordes vocales.

Cœur sain. Poumons : légère bronchite diffuse. La matité hépatique s'étend jusqu'à deux doigts au-dessous des fausses côtes. Dans les matières vomies, on constate la réaction de la tropéoline ; réaction positive avec le congo. Dans l'urine, pas d'albumine, mais de l'acétone et beaucoup d'indican ; diminution des chlorures. Le malade fut anesthésié pour être endormi ; on sentit alors dans l'hypogastre une tumeur comme le poing, inégale et mobile ; le rein ne put être palpé avec certitude. Les mouvements de l'intestin étaient visibles à travers la paroi.

*Opération.* — La veille, préparation habituelle.

Incision parallèle au muscle droit, longue de 12 centim., finissant à 4 centim. au-dessus du niveau de la crête iliaque. Le péritoine ouvert, on a devant soi des adhérences intestinales adhérentes entre elles et à la paroi, et qu'il faut d'abord séparer. On découvre ainsi la tumeur du cæcum, sphéroïdale, bosselée, du volume d'un demi-poing. En détachant les adhérences de l'intestin grêle à la tumeur, celui-ci, friable, se laisse si largement déchirer, qu'une résection préliminaire de 10 centim. de cet intestin se trouve nécessaire. Cela fait, la tumeur est détachée de ses adhérences, de très nombreuses ligatures sont posées. Nulle part on ne voit l'appendice, des ganglions gros comme des haricots et plus entourent la tumeur. La résection est pratiquée suivant la méthode habituelle. Pas de drainage. Durée 2 h. 1/2.

*Suites.* — Bien que l'anesthésie fût peu profonde, il survint au commencement de l'opération un peu de collapsus, qui obligea à faire la respiration artificielle. Après l'opération, le pouls ne se releva qu'avec des injections d'éther et de camphre. Pas de réaction fébrile. Le 3e jour, émission de gaz. Le 7e jour, le malade, nourri jusque-là de lait, de soupe et de cognac, reçoit déjà de la pulpe de viande. Le 9e jour, évacuations spontanées de matières abondantes et solides. Le 11e jour, ablation des sutures. Le malade quitte l'hôpital le 25 janvier.

Au mois de mai 1891, un an et demi après, le malade se portait encore bien.

*Examen de la pièce.* — L'iléon était adhérent au côlon et s'abouchait avec lui sous un angle aigu ; le point de communication admettait le doigt et présentait un aspect bosselé de la muqueuse.

Sur la paroi postérieure du gros intestin, existait un orifice cratériforme qui s'ouvrait dans un trajet fistuleux qui pénétrait de nouveau dans l'intestin au point où il change de direction ; ce cul-de-sac était tapissé par une muqueuse semblable à celle du petit intestin.

L'examen microscopique montre la nature tuberculeuse de la lésion.

OBSERVATION 48. — *Tuberculose du cæcum. Résection. Entérorraphie. Guérison.* BILLROTH (cas 25), 26 février 1891, *loco citato.*

*Antécédents.* — Depuis deux ans, troubles digestifs passagers. Crises douloureuses dans le bas ventre, grouillement de l'intestin. Constipation habituelle, rarement diarrhée.

Le 5 janvier dernier, le médecin traitant constata l'existence d'une tumeur dans le ventre.

*État.* — Sujet peu développé, maigre, de teint un peu jaunâtre. Cœur sain. Poumons : murmure vésiculaire mêlé à droite de quelques râles ; à gauche, au niveau de la cinquième et sixième côte, ronchus très nets ; pas de bacilles dans les crachats.

Dans l'hypochondre droit, comme à la région cæcale, on sent une tumeur du volume d'une pomme, sensible à la pression, facilement mobile dans toutes les directions et de consistance dure. Les ganglions inguinaux ne sont pas grossis. Avec la tuberculine, réaction de 40°.

*Opération.* — Anesthésie avec le mélange de Billroth. Incision cutanée de 14 centim., obliquement dirigée en bas et en dedans vers le milieu du ligament de Poupart.

Après avoir divisé couche par couche la paroi, on aperçoit une tumeur grande comme une petite tête de fœtus, à surface lisse, qui est en connexion avec l'intestin et occupe la fosse iliaque ; après l'avoir soulevée, on remarque qu'elle appartient au cæcum ; l'iléon est considérablement hypertrophié ; on y voit, ainsi que sur d'autres anses, plusieurs étranglements cicatriciels (ulcérations tuberculeuses ?). Non loin de la tumeur, l'intestin grêle et le gros intestin sont entourés de gaze iodoformée. L'iléon est divisé transversalement, environ à 2 centim. de la valvule ; le côlon à 8 centim. du même point. Les deux sections s'adaptent parfaitement. Entérorraphie circulaire (Czerny-Wölfler). Suture du mésentère.

A cause de la faiblesse du patient, on dut renoncer à extirper toutes les parties de l'intestin indurées et beaucoup de ganglions mésentériques. Suture étagée de la paroi abdominale.

*Suites.* — Le collapsus ne disparut qu'au bout de 2 heures.

Jusqu'au 6 mars, pas de fièvre. Vin et cognac.

Mais alors la température s'élève brusquement ; deux points de suture ont suppuré, on les enlève et il s'écoule un peu de pus mêlé de matières fécales. Drainage. A partir de ce moment on renouvelle le pansement deux fois par jour. La suppuration diminue ; le 26 mars, la plaie est solidement cicatrisée.

*Examen anatomique.* — La tumeur présente 10 centim. de longueur. Elle offre, au niveau de la valvule de Bauhin, une sténose admettant seulement un tuyau de plume. La muqueuse est recouverte de végétations polypeuses autour et en dehors desquelles se trouve une zone calleuse d'environ 2 centim. d'épaisseur.

OBSERVATION 49. — *Tuberculose du cæcum. Résection. Entérorraphie. Guérison.* CZERNY, 12 juin 1886.

Christine W..., 34 ans, couturière. Parait avoir perdu des parents de tuberculose. A eu des glandes dans sa jeunesse et mal aux yeux. Opérée en 1871 pour ses glandes. En 1885, elle entre à l'hôpital de Mannheim pour une inflammation du ventre avec forte fièvre. Depuis six semaines, elle a des nausées accompagnées de collapsus. Traitée pendant six semaines sans résultat à la clinique médicale, elle fut transportée le 4 janvier à la clinique chirurgicale. Ventre tendu, douloureux à la pression ; pouls parfois filiforme. Après les poussées aiguës, la sensibilité ne diminuait pas ; elle était obligée de prendre des lavements pour aller à la selle. L'urine contenait de petits corpuscules rouges avec un peu d'albumine qui disparut deux jours après

*État actuel.* — Femme maigre, pâle. Ventre ballonné ; à droite et au-dessous de l'ombilic on perçoit un corps épais et lisse, de la forme et du volume d'un rein, descendu dans le petit bassin où son bord inférieur est accessible par le vagin. Il se laisse déplacer jusqu'à la région lombaire droite. L'ovaire droit est augmenté de volume. Les organes génitaux sont normaux. Dans l'aisselle, on sent des ganglions mobiles de la grosseur d'un œuf de poule. On en sent également à la nuque et au cou du volume d'un haricot.

Le 9 janvier 1886, on fit la néphrorraphie.

La malade partit le 5 mars ; le 21 mai elle revenait avec les mêmes douleurs qu'autrefois.

La tumeur se déplaçait comme avant l'opération, il n'y avait pas trace d'albumine dans l'urine.

*Opération.* — Incision de 13 centim. le long du bord externe du grand droit ; on trouve une tumeur située à la jonction de l'iléon et du cæcum, remontant sur la partie inférieure du côlon ascendant. Le rein droit était à sa place normale; la tumeur se laisse attirer hors de la plaie abdominale et on l'entoure de compresses. Puis l'intestin est lié en haut et en bas de la tumeur, ainsi que le mésen-tère, avec une ligature élastique. Les portions malades, avec la portion correspondante du mésentère, furent réséquées. Les deux ouvertures intestinales furent réunies au moyen de la suture à deux rangs; d'abord 6 sutures séreuses postérieures, 1 suture muqueuse courte et interne, puis 12 sutures muqueuses antérieures et 13 sutures séreuses à la soie.

L'orifice du mésentère est fermé par quelques sutures en boutonnière. Fermeture de la plaie abdominale avec deux plans de sutures. Durée de l'opération, 2 heures et quart.

*Examen anatomique.* — La portion réséquée de l'intestin comprend 3 centim. d'iléon et 14 centim. de cæcum et de côlon ascendant. La valvule de Bauhin est perdue dans du tissu de cicatrice. A sa place on trouve une sténosedu canal intestinal. L'ectropion de la muqueuse a disparu ; la muqueuse de la cicatrice est blanche. Vers le côlon se rouve une ulcération circulaire, serpigineuse, avec de petits ilots dans le tissu sain. Le fond est mou, les bords en bourrelets.

Une autre ulcération large de 4 centim. qui semble cicatrice, se trouveprès de l'extrémité terminale de l'intestin réséqué. Le mésentère contient des ganglions lymphatiques plus ou moins gros, en partie caséeux.

L'appendice vermiforme est également épaissi ; la muqueuse est ulcérée et détruite.

*Suites.* — Fièvre légère, maximum 39° ; dans les premiers jours, on administre de l'opium et de la morphine. Nourriture liquide depuis le 13 juin; 14e jour, nourriture solide.

On constate le 14 juin, en enlevant le pansement, qu'il y a guérison sans suppuration.

6 juillet. Elle quitte le lit. Le 9 août, elle a augmenté de poids. Digestions régulières, pas de douleurs. Du 9 septembre 1886 au 8 mars 1887, légère diminution de poids, douleurs abdominales, diarrhée.

Le 11 mars 1889, trois ans après l'opération, elle est en bon état. La cicatrice est bien lisse, les ganglions inguinaux sont plus accusés à droite qu'à gauche.

A l'aisselle et au cou, les ganglions ont augmenté de volume ; elle a chaque jour deux ou trois selles diarrhéiques. Mais les poussées douloureuses du début n'ont jamais reparu.

OBSERVATION 50. — *Tuberculose du cæcum. Résection. Entérorraphie. Guérison.* CZERNY, 11 février 1888.

Édouard M..., menuisier. Souffre souvent de maux d'estomac et de constipation. Depuis deux ans, il avait une inflammation diffuse de la région cæcale, qui disparut par l'effet des purgatifs. Il y a un an, il remarqua d'abord qu'il lui venait une tumeur circonscrite qui changeait de volume et lui occasionnait des douleurs, sans trop le gêner. La diète le remit assez bien, les selles étaient régulières ; mais un excès de bière amena une dernière crise.

*État, 7 janvier 1888.* — Homme chétif, présente à 3 doigts en dedans de l'épine iliaque droite, derrière la paroi abdominale, une tumeur de la grosseur d'un œuf de poule, de consistance élastique, qui, pendant la respiration, monte et descend nettement et se laisse déplacer de droite à gauche d'une largeur de main. Pression très douloureuse, donne un son d'un timbre élevé.

*Opération.* — Incision sur la tumeur ; celle-ci découverte est attirée au dehors, des ligatures élastiques sont placées au-dessus et au-dessous qui prennent en même temps le mésentère ; puis elle est réséquée. Comme la ligne de section tombe sur une ulcération, on résèque en outre 1 centim. d'intestin grêle. Les ouvertures des intestins sont égalisées ; suture à deux rangs à la soie. Nettoyage et suture de la paroi.

*Examen anatomique.* — Le fragment réséqué présente une tumeur tuberculeuse molle, élastique, recouverte dans sa partie postérieure de pseudo-membranes verruqueuses analogues à des granulations ; il mesure du côté convexe 8 centim. et 6 centim. du côté concave ; 2 centim. environ appartiennent à l'iléon, le reste au gros intestin. La valvule iléo-cæcale est perméable au petit doigt, le cæcum est oblitéré en partie par des cicatrices.

A l'intérieur on voit des ulcérations irrégulières, sanguinolentes, de la grosseur d'un pois ou d'un haricot. Les bords de la muqueuse sont rongés, l'appendice vermiforme est épaissi ; dans la moitié centrale, la muqueuse est ulcérée.

*Suites.* — Le 3e jour, la température monte à 38°,8. Pendant deux jours, vomissement légers. Diète d'abord liquide. Au début de la 2e semaine, nourriture solide; le 25 février, pour la première fois, les selles sont bonnes. Réunion par première intention.

Le 2 mars, le malade se lève avec un bon bandage. Les forces reviennent rapidement. Au mois d'avril 1889, j'ai appris que ce malade se mariait.

OBSERVATION 51. — *Tuberculose du cæcum. Résection. Entérorraphie. Au cours de l'opération, blessure de l'uretère. Néphrectomie. Mort par péritonite.* CZERNY, 30 juin 1890.

Jean M..., 54 ans, maitre sellier, dit avoir perdu son père d'une tumeur ulcérée du mollet et une sœur d'un cancer du sein. Depuis quatre ans, il se plaint de douleurs vagues de l'abdomen et de diarrhée. Depuis un mois, son médecin a découvert une tumeur de la grosseur d'un œuf de poule dans le côté droit de l'abdomen.

*État, 16 juin 1890.* — Cachexie, perte des forces. Depuis le bord du grand droit jusqu'à l'épine iliaque, on sent une tumeur de la grosseur d'un petit poing, de consistance épaisse, sensible à la pression, se laissant légèrement déplacer de haut en bas. Par le rectum, elle est accessible au doigt. La prostate a augmenté de volume, pas d'inflammation ganglionnaire. A la suite de diarrhée incoercible, comme l'état général empirait et que la tumeur augmentait de volume, on fit la résection de l'intestin avec le diagnostic de carcinome probable du cæcum.

*Opération.* — Incision abdominale de 17 centim., pratiquée le long et en dehors du grand droit.

Tumeur de la grosseur du poing, intéressant le cæcum et le côlon ascendant. Nombreuses ligatures en masse. Un abcès paratyphlitique vide son contenu dans le ventre. La tumeur adhérait à la capsule rénale, au foie et à la vésicule biliaire. On la sort de la plaie abdominale, on place autour de l'intestin par en haut et par en bas, et autour du mésentère correspondant, trois ligatures élastiques et la masse de la tumeur est enlevée sur une longueur de 9 centim. Les umières de l'intestin furent réunies à la soie avec 13 sutures internes et 17 sutures externes. La brèche du mésentère fut fermée avec quelques sutures profondes.

L'uretère droit qui adhérait à la portion postérieure de la tumeur fut lésé et on dut énucléer aussitôt le rein droit. Nettoyage, pansement à l'iodoforme.

*Suites.* -- Les deux premiers jours, tout alla au mieux qu'on pouvait l'espérer. La diurèse paraissait suffisante. Le 3e jour pourtant, il y eut du météorisme; le malade vomit, la température monta et la mort survint dans le collapsus le 6 juillet, à la suite de péritonite; la suture intestinale avait cédé par sphacèle des bords suturés. D'ailleurs la péritonite avait dû commencer dès les premiers jours, par suite de l'infection due à l'abcès mentionné.

La surface de la séreuse est couverte de sérosités et de pus ; le sphacèle des bords de la suture a permis aux matières de s'échapper. L'iléon et le côlon montrent, au voisinage de la suture, de nombreuses pertes de substance, où on aperçoit la muqueuse.

OBSERVATION 52. — *Rétrécissement de la valvule par une tumeur tuberculeuse. Résection. Entérorraphie. Guérison.* CZERNY (cas 20), 23 mai 1892.

Barbara B..., 22 ans, cigarière.

Réglée à 18 ans ; il y a deux ans, en 1890, elle eut la grippe ; quelques temps après, elle ressentit dans le ventre des douleurs localisées au côté droit; elle avait souvent la diarrhée.

Examinée le 16 mai, on constata, au-dessous de la limite inférieure du foie, de la matité depuis la colonne vertébrale jusqu'à la ligne mamillaire.

Dans le mésogastre droit, on trouva une tumeur du volume d'un petit poing.

La tumeur est de forme ovoïde, un peu mobile latéralement; dans les inspirations profondes elle s'abaisse d'un travers de doigt ; les selles sont normales.

*Opération.* — Incision le long du droit; écoulement de liquide ascitique ; on détache alors les adhérences épiploïques et on trouve des ganglions lymphatiques, ainsi que des adhérences calleuses qui fixent la tumeur au mésentère. On fait la libération de la face externe de la tumeur en posant 6 ligatures en masse, puis on pratique la résection, suivie d'entérorraphie circulaire ; pour celle-ci 28 points de suture environ sont employés. On fait enfin 12 ligatures et 6 points

mésentériques. Tamponnement iodoformé. Durée de l'opération
1 heure et demie.

*Examen de la pièce.* — La tumeur mesure 15 centim. ; la lumière
de l'intestin est trop petite pour permettre le passage de deux doigts ;
dans le cæcum, on trouve une ulcération tuberculeuse.

*Suites.* — Le 25. Sortie de gaz.

Le 26. Garde-robe.

12 juin. Bon état.

1ᵉʳ juillet. La malade se lève.

Le 8. Aspect florissant, la malade se lève.

Le 19. La malade revient, santé parfaite.

OBSERVATION 53. — *Tuberculose du cæcum. Résection. Entérorraphie circulaire. Guérison.* CZERNY (cas 21), 26 mai 1892.

Homme, 31 ans ; souffre depuis 8 ans.

En 1890, eut une hémoptysie qui s'est répétée en 1891. Actuellement le malade souffre surtout d'un tympanisme. Dans la région
iléo-cæcale on sent un cordon dur, allongé, douloureux.

*Opération.* — Laparotomie le long du bord externe du muscle
droit ; le cæcum est recouvert d'adhérences ; il est attiré autant que
possible au dehors ; la résection est pratiquée et l'entérorraphie faite
ensuite avec 24 points de suture. Durée de l'opération, une heure.

*Examen anatomique.* — La partie enlevée comprend 7 centim.
du cæcum, 3 centim. de l'iléon.

*Suites.* — La guérison eut lieu avec élévation de température ;
pendant les premiers jours, la température monta jusqu'à 39⁰ ;
plus tard le malade eut une légère épididymite gauche. Sortie le
5 juillet.

### Discussion de la gravité de l'opération.

Ces 25 cas de tuberculose, tumeur sarcomateuse ou rétrécissement inflammatoire de la valvule, donnent 3 morts et 22 guérisons ; cette constatation pourrait suffire pour faire admettre la résection faite dans ces cas comme une opération bénigne et excellente en même temps, puisqu'elle est curative ; mais je pense que cette statistique serait encore meilleure si les indications de l'opération avaient été suivies telles qu'elles sont posées actuellement ; on n'eût probablement pas alors fait la résection dans le cas de Billroth (obs. 46), on ne l'eût certainement pas faite dans le cas de Czerny (obs. 51) où l'étendue des lésions était telle que l'uretère fut déchiré et qu'on fut obligé, pour parer à cet accident, de pratiquer une néphrectomie. Dans le cas de M. Broca, c'est l'anus qui fut la cause de la mort ; néanmoins, comme il est indiqué que la crainte de prolonger l'opération a seule mené à cet expédient, il est possible que sans cela le malade fût mort de collapsus, je pense donc que ce cas doit rester au passif de l'opération ; mais qu'on me permette de remarquer quelle difficulté semble être résultée dans ce cas de la pratique de la laparotomie médiane qui n'a pas permis une reconnaissance exacte des parties ; je pense néanmoins devoir conserver ces 3 cas, et en particulier les cas de Billroth et Czerny, parce que la mort a été le fait d'une infection péritonéale et non du shok opératoire qui aurait pu résulter de la gravité de l'intervention ; il est à noter que, dans le cas de Czerny, on ouvrit un abcès péricæcal, fait qu'on est toujours exposé à rencontrer au cours d'une semblable opération.

Je désire m'expliquer au sujet d'une malade qui figure dans mon tableau statistique opérée par M. Richelot et morte ; il s'agissait, ainsi que cela m'a été dit, d'une malade absolument cachectique et atteinte d'une tuberculose multiple ; elle mourut de collapsus dans les 24 heures.

Cette proportion de 3 décès sur 25 cas est assez restreinte pour justifier complètement la pratique de la résection du cæcum dans le cas de tuberculose.

La statistique particulière de Billroth donne 3 interventions pour tuberculose avec 1 décès, celle de Czerny donne 3 interventions avec un décès : dans les 2 cas la péritonite a été la cause de la mort.

C. — **Observations d'invaginations chroniques.**

OBSERVATION 54. — *Invagination chronique irréductible. Résection. Entérorraphie circulaire. Guérison.* J. ROSENTHAL, 11 mai 1889. *Berliner klinische Wochenschrift*, 1890.

Femme de 35 ans.

N'eut qu'une seule fois des vomissements, souffrait et s'amaigrissait. Pas de sang.

On trouve à la région ombilicale une tumeur dure ; submatité.

Après neuf semaines de maladie, elle fut opérée.

*Opération.* — Laparotomie médiane, on trouve une tumeur du côlon transverse, celui-ci fut découvert puis incisé longitudinalement ; on reconnut alors une invagination du cæcum et du côlon ascendant. La réduction fut impossible.

On fit la résection, puis la suture de l'iléon au côlon transverse ; les suites furent apyrétiques.

Après quatre semaines, la malade était guérie.

*Examen anatomique.* — On avait enlevé 60 centim. d'intestin.

OBSERVATION 55. — *Invagination iléo cæcale, avec carcinome de la valvule. Résection. Entérorraphie par apposition latérale. Mort.* SENN, 19 novembre 1889. *Journal of the American medical Association*, 1890, n° 24, p. 845.

Femme de 53 ans.

Mère de onze enfants ; d'une santé robuste jusqu'il y a un an ; à cette époque, il y eut des accès de vomissements sans cause connue ; un mois plus tard, il y eut une nouvelle crise ; pendant les six mois qui suivirent, il y eut un accès chaque mois avec des périodes intercalaires de parfaite santé ; pendant tout ce temps, les selles restèrent normales. Il y a cinq semaines, le médecin constata une tumeur dans la région ombilicale ; à ce moment-là elle souffrait et vomissait. Un certain nombre de médecins qui l'examinèrent firent le diagnostic de carcinome de la grande courbure de l'estomac. ·

L'examen fait la veille de l'opération montra l'existence d'une tumeur mobile, ferme, allongée, de la grosseur d'une orange, au-dessus et à droite de l'ombilic, elle pouvait être repoussée sous l'arcade costale de chaque côté et abaissée dans la fosse iliaque droite ; sa mobilité latérale est moindre, état cachectique.

*Opération.* — Injection d'atropo-morphine. Sommeil chloroformique. Incision depuis l'appendice xiphoïde jusqu'à l'ombilic et, après examen, on vit que la tumeur était formée par l'anse cæcale qui était invaginée dans le côlon transverse ; il fut impossible de réduire l'invagination ; on fit la compression du boudin invaginé pour tâcher de le décongestionner, en même temps qu'on dilatait le collet ; on put réduire, mais non sans produire de déchirures dans la tunique séreuse ; la portion invaginée comprenait toute l'anse cœcale; on vit que le cæcum était occupé par une tumeur et son ouverture mit à découvert un carcinome ulcéré, les ganglions étaient normaux. On jugea utile de faire l'ablation de toute la portion invaginée à cause du traumatisme qu'elle avait dû supporter. L'intestin fut sectionné ; le mésentère lié ; les deux bouts de l'intestin furent fermés ; on pratiqua alors une iléo-colostomie, seulement on fit l'anastomose à 6 pouces au delà de l'extrémité du côlon, pour ne pas la faire sur le cylindre invaginant ; les dilacérations produites sur la séreuse sont fermées par quelques sutures ; des sutures superficielles de soutien sont appliquées ; à travers le mésentère, un fil est passé qui fixe la partie anastomosée dans la fosse iliaque. Durée de l'opération, une heure et demie.

Effets immédiats bons. C'est au troisième jour qu'apparurent les symptômes de péritonite septique.

Autopsie. — L'épiploon était adhérent aux intestins ; sa libération met en liberté un demi-litre de liquide séro-purulent. Le bout fermé du côlon était déchiré en haut, tandis que le siège de l'anastomose était dans la région iliaque. Les surfaces séreuses entre les plaques étaient parfaitement adhérentes et les sutures superficielles étaient cachées sous un exsudat plastique ; le passage de l'iléon dans le côlon se faisait facilement, la suture était bonne. L'ouverture était lisse, régulière et admettait le pouce.

Notre seul regret, dit Senn en terminant, est de n'avoir pas dans ce cas réséqué la partie invaginée tout entière.

OBSERVATION 56. — *Invagination iléo-cæcale avec carcinome. Résection de 70 centimètres d'intestin. Guérison.* LAUENSTEIN (de Hambourg). *Congrès de Berlin,* 1890.

Homme de 55 ans, opéré trois mois après le début d'une obstruction intestinale; à droite dans la fosse iliaque existait une grosse tumeur qu'il sentit une première fois ; elle était disparue depuis. On fit la laparotomie et on trouva une invagination iléo-cæcale qu'on ne put pas réduire à cause des adhérences solides qui existaient. La résection du cæcum fut faite, suivie d'une entérorraphie circulaire.

Au bout de trois semaines, la guérison était complète.

*Examen de la pièce.* — Le morceau d'intestin réséqué mesurait 70 centim. de long ; l'invagination avait 20 centim. de long. Au sommet du boudin invaginé, existait un petit carcinome qui paraissait être la cause de l'invagination.

OBSERVATION 57. — *Invagination à la suite d'un carcinome. Résection. Anus contre nature. Deuxième résection. Guérison.* MAC CORMAC, 10 décembre 1890. *Lancet,* 1892, p. 310.

E. O..., 36 ans, maréchal, entre le 29 novembre 1890.

*Antécédents.* — Jusqu'ici bonne santé : il y a cinq mois, il ressentit dans la région ombilicale des douleurs violentes qui durèrent un jour; une autre crise se produisit un mois plus tard, puis elles devinrent de plus en plus fréquentes ; pendant les accès, on sent une grosseur dans le côté droit qui peut disparaître avec gargouillement ; les selles étaient quelquefois sanguinolentes ; dans ces quatre derniers mois, le malade a maigri de 14 livres.

*Examen.* — On trouve l'abdomen rétracté, et une grosseur dans la région inguinale droite, sensible au palper. Le malade a eu des accès les 2, 3, 4 décembre ; il a eu de la diarrhée sanglante le 4 décembre.

Le 7. Sous le chloroforme on sent une tumeur cylindrique, élastique, résistante. Le néoplasme pouvait être mobilisé transversalement.

*Opération.* — Incision abdominale de 10 centim. de long sur la ligne blanche: on trouve une invagination dans le cæcum ; la réduction en est facile, sauf près de la valvule où existent de fortes adhérences ; la valvule est très épaissie, papillomateuse ; la résection est faite et un anus contre nature est établi.

L'examen microscopique a montré un carcinome.

Il se produisit à la suite une amélioration progressive.

*2e Opération*, 20 février 1891. — Après nettoyage de l'intestin à l'eau boriquée, deux petites éponges sont introduites pour boucher la lumière des deux bouts ; incision au-dessus et au-dessous formant une ellipse ; libération des deux bouts intestinaux, ligature des intestins au-dessus des éponges ; puis, au-dessous des éponges, section aux ciseaux, de façon que la section des bords mésentériques corresponde.

Suture des deux bouts après introduction de l'anneau circulaire élastique de Senn, et tentative d'invagination du petit intestin dans le gros, mais cela fut difficile ; on compléta par une suture de Lembert. Les clamps sont alors enlevés et l'anse intestinale est réduite dans la cavité abdominale de façon à être placée au-dessous de la plaie.

*Suites.* — 21 février. Injection de morphine.

Le 22. A 8 heures du soir, douleurs violentes.

Le 25. Selles et évacuations abondantes de gaz.

Le 26. Le soir, mauvaise odeur ; on ôte le pansement et on y trouve une grande quantité de matières fécales.

Le 28. Ablation des sutures, écoulement abondant.

2 mars. Selles par le rectum. Congestion pulmonaire.

Le 16. La fistule donne peu ; la plaie est en bonne voie ; un peu d'œdème de la jambe droite.

15 avril. Opération plastique pour fermer la fistule. Insuccès complet.

19 mai. Presque plus d'écoulement ; le malade se lève et quitte bientôt l'hôpital.

Octobre. A repris son métier, la fistule est guérie.


RÉFLEXIONS. — Ce cas prouve que la possibilité de résultats favorables, après la résection de l'intestin, est plus grande si on fait une opération secondaire.

L'emploi du tube de Senn a montré son inefficacité.

OBSERVATION 58. — *Invagination chronique. Résection. Entéro-raphie. Guérison.* BOIFFIN, 28 mai 1892. In (Traitement chirurgical de l'invagination chronique. *Archives provinciales de chirurgie*, 1892, p. 291.)

Homme de 24 ans, charron.

Entre le 21 mai 1892, à l'Hôtel-Dieu, de Nantes.

*Antécédents.* — A 18 ans, à la jambe gauche, abcès froid qui se ferma spontanément; à 21 ans, pleurésie droite.

Son père est mort d'une pleurésie à 39 ans, trois frères sont morts en bas âge.

A son entrée. Amaigrissement très marqué, sa physionomie exprime la souffrance, il se tient tout courbé.

Il nous dit que depuis deux mois environ il a des accidents du côté du ventre, et, bien que nous cherchions à préciser le mode de début, le malade nous dit que ces douleurs sont venues progressivement et ont augmenté dans l'espace de quelques semaines. Mais nous devons ajouter que le malade se rappela ensuite qu'il avait été pris brusquement de douleurs sourdes généralisées à tout l'abdomen; puis il avait eu des vomissements, des coliques intenses avec de la constipation. Dans les jours suivants, il avait remarqué, au niveau de la région ombilicale, la présence d'une grosseur très sensible à la pression; puis, à la constipation du premier jour, succéda une diarrhée abondante, et il remarqua plusieurs fois dans les selles comme du sang pourri; cet accident cessa pendant trois semaines pour réapparaître plusieurs fois.

*État actuel.* — Les douleurs abdominales sont continues, généralisées avec maximum du côté droit; mais les coliques apparaissent surtout après l'ingestion des aliments qui cependant ne consistent, depuis quelques semaines, qu'en bouillon, lait et boissons. Chaque crise de coliques est presque immédiatement suivie d'évacuations abondantes avec ténesme rectal; l'amaigrissement a fait de rapides progrès depuis cinq semaines.

A l'inspection, le ventre présente un certain développement qui constraste avec l'amaigrissement du malade, la moitié droite paraît plus développée que la gauche, surtout à l'ombilic.

Le palper est difficile à cause de la tension douloureuse des muscles; cependant, la moitié gauche paraît plus souple que le côté droit où on trouve des parties dures, et surtout que la région ombilicale où on sent un empâtement diffus, rénitent, très sensible, avec des alternances de matité et de sonorité. L'hypogastre est douloureux à la pression.

Au toucher rectal, rien d'anormal.

L'examen de la poitrine révèle une certaine rudesse de la respiration aux deux sommets.

Rien du côté du cœur ni des voies urinaires.

Les jours suivants, on répète plusieurs fois l'examen de l'abdomen sans trouver rien de précis sur la nature des lésions ; tenant grand compte des antécédents, de la palpation de l'abdomen et de la marche des accidents, nous faisons le diagnostic de péritonite tuberculeuse.

Malgré un régime lacté sévère, le repos absolu, les calmants variés et à haute dose, les accidents ne s'atténuent pas, et le malade continuellement en proie à des douleurs incessantes et très vives, se tenant presque continuellement courbé dans son lit, voit ses forces diminuer rapidement. Il réclame une intervention et la laparotomie décidée.

*Opération.* — Incision du pubis à l'ombilic, l'épiploon non altéré est étalé au-devant de la masse intestinale; pour le relever, il fallut détruire quelques adhérences de sa partie inférieure, et le décoller d'anses intestinales agglomérées et revêtues d'exsudats blanchâtres qui les fusionnaient au niveau de la région ombilicale.

L'ouverture de la paroi dut être prolongée de 10 centim. au-dessus de l'ombilic pour bien découvrir cette masse. En l'attirant au dehors et l'étalant sur une compresse, on vit qu'on avait affaire à une invagination iléo-cæcale.

Des tentatives sont faites pour la réduire, et en déchirant quelques adhérences, on arrive à mettre à nu 5 à 6 centim. d'intestin grêle étranglé par le collet, puis l'appendice épaissi, rigide, comme en érection ; mais au delà on éprouve une résistance absolue et on sent une tumeur arrondie, du volume d'une orange, dans le cylindre invaginant; pour s'assurer si cette tumeur était cause de l'invagination, on fait une incision exploratrice du côlon, celle-ci met à nu une surface ulcéreuse rappelant celle d'un épithélioma.

Pour faire la résection, il fallut remonter à 12 ou 15 centim. sur l'intestin grêle, afin d'avoir une paroi intestinale normale ; sur le côlon, il fallut descendre à 10 centim. au delà. On fit donc la résection de 35 centim. d'intestin.

La coprostase fut faite avec deux liens de caoutchouc maintenus par une pince à pression. Ligature en chaîne du triangle mésentérique, puis section des deux intestins et du mésentère correspondant.

Deux artérioles seulement donnèrent un peu de sang et durent être liées.

Double plan de suture : le premier muco-muqueux non pénétrant, le second séro-musculaire à la soie et à points coupés.

Les calibres des intestins s'adaptaient parfaitement ; au niveau du bord adhérent, on prit soin d'attirer un peu de mésentère pour compléter le revêtement séreux ; puis on réunit les deux bords de la section mésentérique. L'intestin fut réduit et entouré avec l'épiploon. Suture en surjet de la paroi à la soie, à trois étages.

Durée de l'opération, 2 heures.

*Suites.* — Réveil facile. T. 36°,2.

Le soir, T. 37°,3 ; pouls 140. Morphine, champagne et café glacés. Extrait thébaïque (0 gr. 10.)

29 mai. Nuit bonne, quelques matières.

Champagne, lait, bouillon ; extrait thébaïque (0 gr. 10.)

T. 36°,8 ; pouls 132.

Soir. T. 37°,2 ; pouls, 132.

Le 30. Nuit très bonne.

Dans la journée, un peu de diarrhée, quelques coliques, le soir deux selles.

Le 21. Une selle.

Lait, chocolat, tapioca, bouillon.

1er juin. Le malade a de l'appétit, on est obligé de lui résister.

Les jours suivants, augmentation progressive de l'alimentation.

9e jour. Ablation des fils.

21e jour. Le malade se lève.

26e jour. Sortie.

Deux mois plus tard, il était dans un état excellent.

*Examen anatomique.* — L'examen montra qu'on avait affaire à une invagination. Après avoir fendu le gros intestin, on put voir en entier la masse qu'on avait aperçue par l'incision exploratrice. Même à ce moment il n'y eut de doute pour aucun des assistants que ce ne fût une masse épithéliomateuse ulcérée ; mais une section montra la superposition des trois tuniques intestinales considérablement épaissies, surtout la tunique musculaire.

OBSERVATION 59. — *Invagination iléo-cæcale dans le côlon ascendant produite par une tumeur carcinomateuse du cæcum. Résection. Entérorraphie circulaire. Guérison.* BILLROTH (cas 11), 4 juillet 1888.

Baile B..., 40 ans, juive de Galicie.

*Antécédents.* — Début il y a huit mois; toutes les heures, douleurs au-dessus de l'ombilic; le mois suivant elles se répandent à tout le ventre; à ce moment elle fait une fausse couche de 7 mois. Son dernier accouchement fut accompagné d'une forte hémorrhagie qui a duré 3 mois. Elle a eu 13 enfants : 3 sont vivants, les autres sont morts quelques jours après leur naissance. Il y a un an, elle entra à l'hôpital de Cracovie pour cette affection et à ce moment elle avait des vomissements fréquents, mais jamais d'hématémèses; elle s'amaigrit progressivement.

Il y a huit jours, perte de l'appétit, les selles ne se font pas spontanément; il y a deux mois, les selles auraient été sanglantes.

Malade hectique, cicatrices d'écrouelles. Organes thoraciques normaux.

Au-dessus de l'ombilic, on sent une tumeur longue de 7 centim., large de 4 centim., mobilisable, dure, lisse à la surface, rendant un son tympanique élevé.

La malade pèse, le 27 juin, 37 kilogr.

*Opération.* — Incision de 15 centim. entre l'ombilic et la symphyse: la tumeur apparaît immédiatement; au début, il est difficile de s'y reconnaître. En essayant de réduire l'invagination, le péritoine se déchire et laisse apparaître un volumineux cancer. Une ligature provisoire est faite avec une mèche de gaze au-dessus et au-dessous et on détache la partie à réséquer; ligature sur le mésentère qui est sectionné au thermocautère; d'abord suture interne de la musculeuse (les muqueuses s'appliquent bien l'une à l'autre), puis suture extrême de Lembert au catgut; pas de drainage.

*Suites.* — Apyrétiques.

Le 2ᵉ jour. Garde-robe.

Le 6ᵉ jour. L'alimentation est commencée.

Sortie à la 3ᵉ semaine, absolument guérie.

Observation 60. — *Invagination du cæcum. Résection. Entérorraphie. Mort.* Billroth (cas 21), 18 mars 1890, *loco citato.*

Joseph B..., 32 ans, serrurier.

*Antécédents.* — Famille bien portante; lui-même est d'une bonne santé.

Depuis le 30 décembre 1889 jusqu'au 5 janvier 1890, il a souffert de coliques dans la région ombilicale; les douleurs apparurent un jour subitement; puis les douleurs cessant, le malade quitta l'hôpital mais rentra de nouveau le 27 janvier, avec les mêmes douleurs.

On constate au-dessus de l'ombilic une tumeur dure en forme de boudin dont l'axe longitudinal est transversal; elle possède quelques mouvements d'abaissement avec la respiration. Les douleurs diminuant, le malade quitte de nouveau la clinique le 12 février; il rentre le 10 mars avec les mêmes troubles; pendant son séjour à la clinique, il eut des garde-robes liquides chaque jour. Le 11 février il pesait 42 kilogr.; le 15 mars il pesait 41 kilogr.

*État actuel.* — Homme frêle, fortement amaigri; teint pâle, légèrement jaunâtre; légère congestion pulmonaire; la matité splénique va de la septième côte au rebord costal. Ventre modérément ballonné; les parois abdominales sont souples, elles se tendent quand les douleurs apparaissent; le ventre donne partout un son tympanique; ce n'est que sur une surface triangulaire ayant pour sommet l'ombilic et pour base le rebord costal qu'on sent une résistance plus forte des tissus situés sous la paroi abdominale. Au moment où les douleurs se montrent, on sent à ce niveau une tumeur dure, limitée; elle commence à 2 centim. à droite de la ligne médiane du corps et se dirige en haut et à gauche, vers l'appendice xiphoïde, pour atteindre le rebord costal sur la ligne mamillaire; elle a la forme d'un boudin, mesure 2 travers de doigt et demi de diamètre, elle est ferme au toucher. Le toucher rectal est normal.

*Opération.* — Incision médiane de l'appendice xiphoïde à l'ombilic; on voit de suite une tumeur de 10 centim. de long et de 6 centimètres et demi de diamètre qu'on peut amener. On vit qu'elle était formée par une invagination au niveau du côlon transverse; on put faire une désinvagination partielle; l'iléon sortit et le fond du cæcum parut avec l'appendice vermiforme; sur les surfaces péritonéales en contact, se trouvent de nombreux flocons fibrineux d'aspect muqueux;

cette constatation fit cesser les tentatives. Nettoyage de la séreuse.

La dilatation de l'iléon est telle que son calibre est égal à celui du côlon ; après expression des matières fécales, on fit une ligature à la gaze iodoformée, puis on sectionna aux ciseaux ; on réséqua donc l'iléon, le cæcum et 5 centim. de côlon ascendant ; après ligature des vaisseaux mésentériques, on fit la résection du mésentère ; l'adaptation fut facile sans manœuvre spéciale ; la suture pratiquée fut celle de Wölfler, elle fut faite à la soie ; il se fit une petite hémorrhagie très légère au point d'union de l'insertion du mésentère. Pas de drainage.

*Suites*. — Le malade fut long à se réveiller, le pouls restait petit, il ne fut réveillé qu'au bout d'une heure et demie. Le lendemain, il demanda à manger et on le surprit mangeant du pain. Le soir, 38°,3 ; ictère léger. Le lendemain, incision de la plaie abdominale ; il y eut issue de pus fluide, les intestins étaient rouges ; on fit un lavage de la cavité abdominale, puis on passa un drain sortant par l'hypochondre gauche. Lavage de la cavité abdominale.

Le liquide entré par le drain sort de l'autre côté.

Mort à 9 heures du soir.

Autopsie. — Péritonite purulente diffuse. Les gaz sortent de la suture, on voit alors qu'il existe une fente au niveau de l'incision du mésentère.

Le morceau réséqué mesure 11 centim. et comprend l'extrémité terminale de l'iléon avec le cæcum ; dans le cæcum on trouve une tumeur carcinomateuse du volume d'un œuf de pigeon.

Observation 61. — *Invagination iléo-cæcale. Résection. Entérorraphie. Mort.* Czerny (cas 22), 27 juillet 1883.

Barbara, 36 ans.

*Antécédents*. — Toujours bien portante ; dix grossesses et accouchements normaux. Depuis avril 1883, elle souffre d'une douleur continuelle dans la région droite de l'abdomen, qui n'a pas cessé jusqu'ici.

Perte d'appétit, constipation et ballonnement du ventre.

Pouls, 120. Mains froides, sueurs.

La température est tombée à 36°.

*Opération*. — Incision sur la ligne blanche, de l'appendice à la symphyse ; les anses de l'intestin grêle sont distendues, agglutinées entre elles, et un point d'aspect noirâtre se déchire, il est refermé par une suture temporaire. On trouve une invagination de la région iléo-cæcale ; en essayant de réduire l'invagination, on déchire l'iléon. Le côlon ascendant et l'iléon étant liés, on fit la résection de la partie invaginée : elle était constituée par 25 centim. d'iléon ; on fit en outre la résection de 45 centim. de l'iléon, sur lesquels il y avait eu une déchirure. L'entérorraphie fut ensuite pratiquée, suivie d'un lavage à l'eau salicylée. Durée de l'opération 1 heure et demie.

*Suites.* — Collapsus ; 2 heures après l'opération, sortie de gaz et de beaucoup de matières. Il y eut une seule fois des vomissements.

Mort à 9 heures du soir.

Autopsie. — Un peu de liquide dans les deux cavités pleurales.

Le péritoine contient un liquide trouble ; nombreuses adhérences intestinales.

La suture est bonne ; le doigt passe au niveau de celle-ci.

Observation 62. — *Invagination et cancer. Résection. Entérorra-phie. Mort.* Czerny (cas 3), 7 juin 1884.

Docteur Théod. B..., 45 ans.

Le malade, depuis de nombreuses années, a de la tendance à la diarrhée ; en 1882, il eut une fièvre typhoïde ambulatoire ; vers Pâques 1883, il souffrit de douleurs dans la région cæcale, qui ont persisté depuis, jusqu'en 1884. Garde-robes irrégulières ; les douleurs augmentant, le malade se met à la morphine.

En février 1884, constipation opiniâtre, suivie de méléna pendant quatorze jours. L'appétit est bon, mais la nutrition mauvaise.

A son entrée, on trouve dans la région du côlon ascendant et transverse une tumeur cylindrique plus longue que le doigt et épaisse comme trois doigts ; sa situation est variable ; quand on remplit l'intestin par un lavement, elle se place à droite ; quand l'intestin est vidé, elle se place du côté gauche ; entre la tumeur et le cæcum, on sent des masses fécales dans l'intestin ; les fèces sont recouvertes d'un peu de sang. Sur le désir du malade, on fait la laparotomie, le 7 juin 1884.

*Opération.* — Incision de 15 centim. le long du grand droit ; on découvre le cæcum invaginé dans le côlon ascendant ; destruction de la portion non adhérente de l'invagination ; une autre partie est détruite en supprimant des adhérences ; une petite partie persiste irréductible ; résection de cette portion. Il s'agit d'une tumeur en chou-fleur, occupant les parois du cæcum et du côlon ascendant. La longueur d'intestin réséqué mesure 23 centim. comprenant 10 centim. d'iléon et 13 centim. de côlon. Suture à deux étages. Durée de l'opé-ration, 2 heures et demie.

Le soir, grande pâleur et collapsus.

Le 8 juin, le malade dort beaucoup. Pouls 108. T. 37°.

Dans l'après-midi, agitation, délire. Pouls 132. T. 38°.

Mort à 2 heures du matin.

Autopsie. — Péritonite généralisée.

Les sutures sont suffisantes, la lumière de l'intestin admet le pouce.

Observation 63. — *Invagination. Résection. Entérorraphie circu-laire. Guérison.* Czerny (cas 23), 9 décembre 1884.

Charles H..., boulanger, 52 ans.

Le 9 octobre 1884, il est tombé subitement malade ; au milieu de la nuit, il fut pris de vomissements, de diarrhée. Un médecin appelé sentit au-dessous du foie une tumeur cylindrique, allongée. Les mêmes phénomènes se produisirent le cinquième et le neuvième jour, mais dans l'intervalle les douleurs n'ont jamais complètement disparu.

A son entrée, le 23 novembre 1884, on trouve une tumeur longue de 18 centim., large de 6 centim. ; son axe est transversal et s'étend de la crête iliaque droite à la ligne blanche ; elle jouit d'une grande mobilité.

*Opération.* — Elle est pratiquée dans la pensée qu'on a affaire à un rein mobile.

La laparotomie montre une invagination ; la réduction en fut possible et on vit que le cæcum constituait le sommet de l'invagi-nation et qu'il s'y trouvait une tumeur ; la résection du cæcum fut faite, suivie de l'entérorraphie.

*Examen de la pièce.* — La paroi externe du cæcum, vis-à-vis la valvule de Bauhin, présente une induration comme une noix, au niveau de laquelle le péritoine est épaissi, cicatriciel et froncé. Longueur de la partie réséquée, 10 centim.

L'examen microscopique indique une hypertrophie cicatricielle.

14 décembre. Pouls 124. T. 37°,2.

Le 12. Émission de gaz.

Le 13. Une soupe.

Le 17. Purgation avec du tamarin.

Le 19. Points de suture en parfait état.

Le 21. Le malade mange un demi-poulet.

Le 30 Le malade se lève.

Sorti le 7 janvier 1883.

Le 27 mai 1892, huit ans après l'opération, le malade se portait bien.

Depuis son opération il s'est toujours bien porté ; au début, il devait modérer son appétit.

OBSERVATION 64. — *Invagination chronique iléo-cæcale. Résection. Entérorrhaphie. Guérison.* CZERNY (cas 24), 15 mai 1888.

Antoine F..., 13 ans.

Il y a trois ans, il fut obligé de garder le lit pour des signes de péritonite.

A Noël 1885, il ressentit des douleurs intenses : depuis, il a beaucoup maigri et a senti une petite tumeur qui sortait par l'anus ; il a des besoins de défécation fréquents, de la diarrhée jusqu'à ce que la tumeur soit rentrée, ce qui se produit spontanément.

*Examen* le 30 avril 1888. — Enfant de grandeur moyenne, amaigri ; les viscères sont sains. Les parois abdominales sont tendues, il n'y a pas d'ascite. Par le toucher rectal, on sent à 3 centim. du sphincter externe un boudin mou, saillant dans le calibre de l'intestin, on peut en faire le tour ; à l'extrémité inférieure existe un orifice dans lequel le doigt pénètre, la surface présente des saillies lisses, circulaires, sa consistance molle donne bien l'impression d'un cylindre intestinal invaginé.

Le malade étant endormi, on sent un cordon résistant au niveau du colon transverse.

De nombreux efforts pour réduire par les lavements effervescents n'eurent comme résultat que de remonter l'invagination, mais elle se reproduisait.

*Opération.* — Incision de 12 centim. sur la ligne médiane ; derrière l'épiploon on trouve une tumeur épaisse, bosselée, formée en partie par des scybales, en partie par l'invagination ; dans les efforts de traction pour réduire, l'iléon se déchira au niveau du collet de l'invagination ; une ligature élastique fut placée sur le côlon transverse et sur l'iléon ; lorsqu'on coupa le côlon, le segment invaginé sortit par l'anus ; on dut faire la ligature de plus de 20 vaisseaux mésentériques, on fit l'extraction d'une grande quantité de scybales, puis ayant lavé l'intestin on pratiqua l'entérorraphie par 26 points internes et 23 points superficiels ; les calibres des deux intestins étaient à peu près égaux. La surface péritonéale fut lavée à l'eau salicylée.

Le morceau d'intestin réséqué était formé par 25 centim. du côlon.

*Suites.* — Bonnes, à partir du moment où le collapsus post-opératoire eut disparu.

Le 16. Garde-robe spontanée.

Le 17. Administration de teinture de strophanthus.

Le 19. La convalescence commence régulière ; alimentation solide, chaque jour une selle.

Le 12 juin. Le malade se lève.

Sortie fin juin.

En juillet. Très bien.

29 mai 1892. Le malade écrit qu'il se porte très bien, ses digestions o nt normales.

**Discussion sur la gravité de l'opération dans le cas d'invagination chronique.**

Nous avons réuni 11 cas d'invagination chronique dans la région iléocæcale qui ont été traités par la résection. Ces 11 cas ont donné 7 guérisons et 4 morts. Dans un cas (Billroth, obs. 60) la mort résulta de ce que l'entérorraphie avait été insuffisante au niveau du mésentère ; dans un autre (Czerny, obs. 61), la mort survint par collapsus ; mais dans deux autres cas la mort a peut-être été le résultat d'une mauvaise pratique qui a consisté à faire une désinvagination partielle suivie d'une résection n'enlevant que la partie qu'on n'avait pas pu désinvaginer ; or, outre qu'on augmentait considérablement le traumatisme par les tentatives de désinvagination, on faisait la suture sur un segment intestinal d'une vitalité compromise ; Senn d'ailleurs se reproche cette conduite. Il est remarquable, en effet, à côté de cela, de voir avec quelle simplicité ont guéri les malades chez qui les adhérences du boudin invaginé étaient telles que pas la moindre désinvagination n'a pas été possible. Billroth a opéré 2 invaginations avec 1 décès.

Czerny en a opéré 4 avec 2 décès.

## D. — **Résections pour anus contre nature ou fistules ster-corales.**

OBSERVATION 65. — *Fistule pyo-stercorale. Résection. Entérorrha-phie circulaire. Mort.* DILLNER, 11 février 1882 (de la clinique de STELZNER, hôpital de Dresde). In *Archives de Langenbeck*, 1889.

Rodolphe Z..., 23 ans, souffre depuis l'âge de 3 ans de coxalgie droite, qui n'a jamais subi aucune opération ; depuis six mois quelquefois du pus mêlé de matières sort par une fistule.

Il entre à l'hôpital le 31 décembre 1881 ; il est amaigri, pâle de teint, sa jambe droite a 4 centim. de raccourcissement, sa hanche est ankylosée dans la flexion à angle droit avec abduction moyenne, il existe peu d'atrophie de la jambe ; le ventre est souple, indolore ; il existe une ouverture fistuleuse de la dimension d'une lentille au-dessus du milieu de l'arcade crurale droite ; elle siège au milieu d'une cicatrice de 3 centim. de long ; la sonde pénètre à 8 centim. de profondeur. La suppuration est modérée, nettement fécaloïde ; les poumons sont normaux, les garde-robes régulières.

*Opération.* — Chloroforme et spray salicylé.

Incision passant par la fistule en dehors de la ligne des vaisseaux fémoraux ; la fistule pénètre dans la fosse iliaque en passant au-dessus du ligament de Fallope ; section de celui-ci et on allonge l'incision par en haut ; on peut détacher avec les doigts les tissus au-dessus du muscle iliaque, au-dessous existe une nécrose de l'os iliaque ; en ce point deux ulcérations perforantes occupent la paroi postérieure du cæcum ; en essayant de détacher le cæcum sur une plus grande étendue, le péritoine se déchira et des anses intestinales firent issue dans la plaie ; on détacha une partie du côlon ascendant et on fit la résection de 17 centim. d'intestin. Suture de Czerny, drainage, gaze iodoformée.

Collapsus dont le malade sortit.

Mort le 15 février.

Autopsie. — Suppuration de la face interne de la fosse iliaque; péritonite septique liée à l'existence d'un orifice perméable que la suture a laissé au niveau du mésentère.

Il y a des matières dans le péritoine.


Observation 66. — *Rétrécissement cicatriciel. Entérostomie. Guérison. Un an après, résection. Entérorraphie. Guérison.* Maydl, 16 mars 1885. *Wiener medic. Zeitung,* 1885.

Femme de 24 ans. Depuis 1882, elle souffrait de diarrhée alternant avec des périodes de constipation ; vomissements et coliques après les repas; amaigrissement notable.

*État actuel.* — Le ventre n'est pas ballonné, on sent les mouvements de l'intestin. La malade étant dans la position genu-pectorale, on trouva une tumeur grosse comme le poing, dure, allongée, mobile, à surface inégale, située un peu au-dessous du rein.

*Opération* le 31 janvier 1884. — Incision sur la ligne axillaire antérieure; après ouverture du péritoine, on trouva une tumeur qui couvrait les deux tiers antérieurs du rein, on ne put l'en séparer. On trouva en outre quelques nodules sur le mésentère. Un anus artificiel fut établi sur une anse d'iléon non éloignée.

*Suites.* — Apyrétiques. La malade eut peu après des selles abondantes contenant une centaine de grains de raisin dont elle n'avait pas fait usage depuis plus d'un an.

Le 25 février, la plaie fut dilatée avec une éponge; en introduisant le doigt dans l'intestin, on sentit un rétrécissement admettant à peine le n° 16.

Pendant tout une année, la santé resta bonne. C'est le 16 mars 1885 qu'une nouvelle opération fut faite : ayant ouvert le péritoine et disséqué les deux extrémités de l'intestin, on ferma la fistule par une ligature et on reconnut que la tumeur était située au niveau de l'abouchement de l'iléon dans le gros intestin. L'intestin grêle était dilaté au double et ses parois étaient épaissies, le côlon était atrophié. On ferma l'intestin par la pression des doigts et la résection de la portion malade fut faite; quelques gros vaisseaux durent être liés. Comme le calibre de l'intestin grêle était trop grand, on réséqua 7 centim. de l'iléon ; la brèche mésentérique fut suturée à la soie;

enfin on fit la suture de l'intestin : sur la moitié postérieure de la périphérie, on fit d'abord une suture sur la séreuse et la musculeuse nouée à l'extérieur, puis une suture de la muqueuse. On fit ensuite la suture du segment antérieur et enfin une suture séreuse faisant tout le tour. La plaie fut suturée partiellement et tamponnée à la gaze.

La malade sortit guérie le 4 avril.

L'examen microscopique montra une altération cicatricielle de l'intestin.

Observation 67. — *Anus contre nature d'origine herniaire. Implantation latérale de l'iléon. Résection secondaire de l'anse cæcale. Guérison.* Davis Colley, 11 juin 1891. *Guys. hospital Reports,* 1891.

*Antécédents.* — Huit mois auparavant, un anus contre nature avait été établi pour une hernie gangrénée ; d'après le médecin traitant, une grande longueur d'intestin avait été éliminée.

*Examen.* — Il existe un volumineux prolapsus muqueux et trois orifices qui paraissent correspondre au côlon ascendant, à l'appendice et à l'intestin grêle.

*Opération.* — Incision verticale de 5 pouces passant par la ligne semi-lunaire ; à l'ouverture du ventre, on voit que l'orifice de l'anus sur le petit intestin est à 3 pieds de la valvule iléo-cæcale ; une pince étant appliquée sur l'iléon et l'autre sur le côlon ascendant, les deux intestins sont sectionnés ; puis l'implantation latérale de l'iléon sur le côlon ascendant est faite suivant le procédé de Senn.

Le segment intestinal ainsi isolé est traité de la façon suivante : introduisant son doigt dans l'intestin recourbé en crochet, l'opérateur retourne en doigt de gant l'intestin et fixe par un surjet les parois séreuses ainsi mises en contact. La paroi est ensuite fermée.

*Suites.* — 14 juin. Sortie de gaz en abondance.

Le 17. Premier pansement.

Le 20. Ablation des sutures.

Le 22. Ascension thermique qui disparait après évacuation d'un liquide infect.

Le 23. Garde-robe.

29 juillet. Une deuxième opération est pratiquée ; en faisant une

incision elliptique, on enlève le segment intestinal isolé, mais le bout de l'iléon était si près de l'anastomose qu'on le laisse de peur de déchirer celle-ci. Il restait donc un petit cul-de-sac muqueux ; la guérison se fit rapidement, sauf qu'il persistait une petite fistule donnant lieu à un écoulement muqueux.

9 décembre. La fistule représente un canal d'un pouce de diamètre sur 3 pouces et demi de long; on pratique l'ablation de la muqueuse qui se détache facilement comme un doigt de gant, sauf le sommet du cul-de-sac.

Au bout d'un mois, la guérison était parfaite. La malade sortit en mars 1892.

OBSERVATION 68. — *Anus contre nature d'origine herniaire, récent. Entérectomie et entérorraphie circulaire. Guérison.* DOYEN. *Chirurgie de l'estomac et de l'intestin.* OBSERVATION 29. — *Archives provinciales de chirurgie,* 1893.

Cette entérorraphie fut pratiquée dans le but de guérir radicalement un anus contre nature herniaire (inguinal), datant d'une huitaine de jours.

Comme nous avions pratiqué l'anus contre nature en faisant une anse complète d'intestin et sans aucune suture à l'anneau, suivant notre manière de faire habituelle, il nous fut aisé, après désinfection de la région, d'attirer au dehors, grâce à une incision minime de l'anneau, une anse d'intestin grêle de 25 à 30 centim. de longueur, qui fut reçue sur des compresses stérilisées.

La résection qui porta sur deux points de l'intestin, absolument normaux, supprima une anse de 15 centim. environ, comprenant en son milieu le point jadis étranglé.

L'entérorraphie circulaire fut pratiquée par notre suture en surjet à trois étages. L'opération dura trois quarts d'heure et le malade guérit sans incident.

OBSERVATION 69. — *Anus contre nature. Résection de l'anse iléocolique. Entérorraphie circulaire. Guérison avec persistance de fistule.* BILLROTH (cas 12), 7 novembre 1888.

Homme de 40 ans; on lui fit un anus contre nature pour des accidents d'obstruction intestinale.

*Opération*. — Résection transversale de l'iléon et du côlon. Le quatrième jour, la suture se disjoint ; sortie de matières.

Après un mois, on constate une tumeur dans l'angle gauche du côlon.

Une deuxième opération est pratiquée. Résection du côlon. Mort.

OBSERVATION 70. — *Fistule stercorale. Résection iléo-cæcale. Entérorraphie circulaire. Péritonite. Mort.* BILLROTH (cas 13), 6 novembre 1888.

Julie W..., 45 ans, brodeuse.

*Antécédents*. — En octobre de l'année précédente, elle ressentit une douleur irradiée dans la partie inférieure du ventre, accompagnée de gonflement de l'abdomen et de vomissements de tout ce qu'elle mangeait ; petit à petit, les vomissements cessèrent, mais les douleurs allèrent en augmentant et depuis quatre semaines elle ne peut quitter le lit. Il y a quatorze jours, elle sentit une tumeur à deux travers de doigt au-dessus de l'arcade de Fallope et parallèle à celle-ci ; son état empirant, elle entra à la clinique.

*État actuel*, mars 1888. — Malade robuste, thorax normal ; au palper on réveille une douleur dans la région épigastrique droite ; on trouve à droite une tuméfaction notable n'ayant pas de limites nettes dans la profondeur, et pas de fluctuation évidente ; le 15 mars, on y fit une ponction, quelques gouttes de pus sortirent. Après débridement, on ne trouva pas de poche purulente ; pansement iodoformé. Le 19 du même mois, un écoulement purulent assez abondant se produisit, mais l'état général restait bon ; un peu d'élévation de température.

Le 22. De la fluctuation apparaît au-dessus de l'épine iliaque. Une incision de 1 centim. de long est faite ; par la plaie s'écoule un pus épais gris jaunâtre. Drainage, pas de lavage.

Le 24. Lavage au sublimé, suivi d'une diarrhée profuse.

Le 29. Peu de suppuration, la malade se sent bien.

9 mai. Première opération. Section du pont entre les deux fistules, évidement à la cuillère tranchante, injection de glycérine iodoformée, drainage.

4 juin. La plaie est fermée, peu de douleurs ; en arrière, le long de la crête iliaque, la malade ressent une douleur violente.

Le 6. Le pansement est rempli d'une sécrétion brune, jaunâtre, épaisse comme du pus, d'odeur fécale, qui vient du fond de la plaie. T. 39°,5.

Le 7. Fortes douleurs le long de la crête iliaque.

*Deuxième opération.* — Incision à 1 centim. au-dessus de la crête iliaque sur la ligne axillaire, évacuation purulente, drainage.

Le 8. Nouvelle incision. Sécrétion purulente abondante; le pansement contient presque toujours des matières fécales.

Bains et pansements quotidiens.

*Troisième opération* (palliative), 17 juillet. — Agrandissement de l'ouverture fistuleuse. Grattage et excision des trajets fistuleux.

Les selles reprirent leur voie naturelle, mais continuèrent cependant à sortir en partie par l'anus contre nature.

*Quatrième opération,* 6 novembre 1883. — Incision des téguments, courbe à concavité interne allant de la symphyse à la région lombaire, à 10 centim. au-dessus de la crête iliaque sur une longueur de 30 centimètres. Les parois abdominales incisées, l'hémostase faite, on recherche le point de communication avec la fistule. Les adhérences détachées laissent voir le point de communication, on refoule alors les anses intestinales voisines; la ligature de l'intestin est faite et le paquet réséqué. On commence par suturer la muqueuse, puis on fait la suture des séreuses.

Il n'y avait pas de différence de calibre. La plaie mésentérique fut suturée au catgut, l'intestin fut suturé à la soie. Une mèche de gaze iodoformée fut laissée dans la fistule et on fit la fermeture complète de la plaie de laparotomie. Un drain fut mis dans la paroi, un autre dans la fistule lombaire.

Le soir, la malade fut agitée, se plaignant de la soif. T. 36°,8. Glace et champagne. Vomissements, agitation.

Le lendemain, T. 39°.

Mort le 8 novembre à 1 heure.

Autopsie. — Au-dessus de l'épine iliaque antéro-supérieure droite et en dedans d'elle, la peau se rétracte en entonnoir dont le fond est formé par une fente recouverte de granulations; l'épiploon adhère à l'ombilic et à l'incision abdominale par un exsudat fibreux.

Dans le petit bassin, on trouve un exsudat séro-purulent; le foyer opératoire est lui-même infiltré. Péritonite purulente diffuse.

BSERVATION 71. — *Fistule stercorale. Résection. Entérorraphie. Guérison avec fistule. Opération secondaire suivie de mort.* BILLROTH (cas 18), 17 décembre 1889.

Homme de 26 ans, pas de tuberculose, rougeole, pleurésie droite à 17 ans; en 1883, il a été alité pour un catarrhe gastrique ; en 1884, a souffert de douleurs abdominales, vomissements et diarrhée; elles s'arrêtèrent au bout d'une semaine pour bientôt reparaitre de nouveau, puis les garde-robes devinrent irrégulières, fréquemment accompagnées de borborygmes; il y a un an et demi, il s'aperçut d'un gonflement à l'hypogastre qui se renouvelait souvent; il a la fièvre fréquemment depuis un an ; en mai 1889, on trouva une tumeur du volume du poing, douloureuse, à surface grossièrement mamelonnée, dure, située à droite de l'ombilic, séparée du foie par une zone de sonorité. En ce moment la fièvre est continuelle, il n'y a pas de bacilles dans les crachats, il existe de la contracture de la hanche. Le 10 juillet 1889, incision de 10 centim. à un travers de doigt au-dessus de l'arcade de Fallope et parallèle à celle-ci ; du pus fut découvert.

Une deuxième incision fut faite, parallèle à la colonne lombaire, à deux travers de doigt à droite de celle-ci. Ayant sectionné la couche musculaire, on explore les profondeurs de la plaie et on arrive sur une apophyse transverse muqueuse ; celle-ci est réséquée et la cavité drainée.

Deux jours après l'opération, la plaie antérieure donna issue à un peu de matières fécales.

Pendant les semaines suivantes, il se fit par la fistule une évacuation peu abondante de matières fécales.

En novembre 1889, on put constater nettement que les deux fistules communiquaient ensemble par le passage des matières fécales par les deux, et le passage de l'eau de lavage.

En décembre, l'état s'aggrave, la palpation de la région cæcale montre à ce niveau une tumeur limitée, modérément douloureuse à la pression élastique. Drainage et lavages. Purgation sans effets.

*Opération.* — Incision de 25 centim. suivant la direction de la ligne axillaire au milieu de l'arcade de Fallope, formant une courbe à gauche de la fistule, adhérences faciles à détacher. Le côlon ascendant et le cæcum sont difficiles à détacher de la paroi abdominale ; la paroi postérieure de celui-ci est fusionnée avec la paroi abdominale postérieure ; on sectione cette adhérence prise dans une pince et on voit alors que le cæcum communique avec l'extérieur. Ligature de l'intestin avec une lanière de gaze iodoformée. Section de l'intestin, puis section d'un coin mésentérique ; après avoir fait la suture mésentérique, on fait l'entérorraphie circulaire (le calibre des deux intestins est uniforme). L'intestin est ensuite remis à sa place, drainage des fistules.

*Suites.* — Collapsus, vomissements opiniâtres. Gaz par l'anus le jour même de l'opération ; garde-robes le quatrième jour. Le 25 décembre, on trouve des matières fécales et du pus au niveau de la fistule antérieure. Le lendemain, le pansement est inondé de matières fécales, la peau est rouge, on fait sauter les points de suture pour donner issue aux matières. Pendant les semaines suivantes, les matières continuent à sortir. Le malade se lève fin janvier. Pendant les premiers jours, il ne sortit pas de matières (la sécrétion sténoso-purulente recommença le 27 mars 1890) ; le malade partit convalescent, les incisions étaient cicatrisées, et depuis quatre semaines il n'était pas sorti de matières fécales. Le cæcum réséqué avait ses parois hypertrophiées et la cicatrisation avait rétréci la valvule jusqu'au calibre d'une plume d'oie.

*La suite de l'observation porte le n° 22 dans le tableau de Billroth.* — Le malade rentre le 10 avril 1890 ; ses fistules lombaires persistent ; on constate dans la région lombaire droite une plaie de 20 centim. en forme d'S, granuleuse, de laquelle partent 3 trajets fistuleux qui mènent l'un à 2 centimètres et demi, l'autre à 4 centimètres, le troisième à 7 centim. dans la cavité abdominale.

En dehors, au-dessus de la crête iliaque, existent deux cicatrices parallèles, la plus externe présente un point saillant et rouge. Le 18 avril, il se fait une issue de pus par ce point, et fin avril, une quantité abondante de matières fécales et de gaz sort par la plaie antérieure.

*Opération, 3 mai 1890.* — Le malade est placé dans le décubitus latéral gauche ; on fend les fistules et on fait une excision partielle de celles-ci ; on entre le long du côté droit de la colonne vertébrale dans la fosse iliaque ; pour éviter l'hémorrhagie, on sectionne les parties molles au thermocautère. On voit alors à nu le contenu de la fosse iliaque interne ; curettage et cautérisation des callosités ; partout on trouve du tissu calleux : malgré l'étendue de la plaie, on ne peut pas facilement atteindre la fistule ; on allonge donc la plaie en avant jusqu'à un travers de doigt de l'ombilic ; on voit alors l'ouverture intestinale, et on voit nettement que cette fistule répond au point réséqué. L'excision de l'orifice intestinal fistuleux met à jour les points de suture anciens. La plaie intestinale est alors suturée, puis on fait la suture de la peau ; la plaie lombaire n'est pas fermée.

*Suites.* — Collapsus ; **T. 36°.** Douleurs intestinales persistantes, borborygmes, vomissements.

Garde-robes les jours suivants.

Le 6 mai, de nouveau on trouve dans le pansement des matières fécales ; il est nécessaire de faire sauter quelques points de suture, de sorte que bientôt on **voit** au fond de la plaie de la lumière de l'intestin.

Le malade s'affaiblit.

Le 19. Mort.

Autopsie. — L'autopsie montra une carie fongueuse de la colonne vertébrale, de la quatrième lombaire et du sacrum, avec une ulcération chronique tuberculeuse de l'iléon. Il existait un vaste abcès par congestion communiquant avec la fistule lombaire à droite et à gauche, avec une poche volumineuse située dans la fosse iliaque gauche ; il y avait en outre un petit foyer suppuré, à droite de la cinquième lombaire.

Observation 72. — *Pérityphlite. Fistule stercorale. Résection. Entérorraphie circulaire. Guérison.* Billroth (cas 20), 10 mars 1890.

Antony L..., 17 ans.

*Antécédents.* — Rougeole et scarlatine. Depuis un an, il souffre de coliques ; actuellement il est malade depuis quatre mois à la suite d'une crise de douleurs très violentes dans laquelle il perdit connaissance ; ses garde-robes étaient noires, son ventre ballonné, douloureux, la moindre palpation était pénible ; cet état dura pendant trois mois ; depuis un mois, les douleurs sont limitées au cæcum, mais elles sont très intenses ; l'état général s'est aggravé.

*Actuellement.* — Femme petite, maigre, peau sèche, pas de pannicule adipeux. Ventre ballonné, mais surtout à l'hypogastre où on sent une tumeur du volume d'une tête de fœtus.

La percussion de la tumeur donne un son tympanique.

18 octobre 1889. Incision de 10 centim. au-dessus de l'épine iliaque antérieure et supérieure; la paroi abdominale est très infiltrée, il s'écoule environ 20 centim. cubes de pus mélangé à du sang; le liquide n'avait pas d'odeur fécaloïde. La sonde et le doigt ne montrèrent pas une origine osseuse. La plaie fut pansée à la gaze iodoformée.

*Suites.* — Apyrétiques.

10 novembre. Douleurs dans le ventre; on trouve des matières fécales dans le pansement.

Le 19. État très satisfaisant, on essaye de laisser la plaie se fermer; mais de nouveau le 26, des matières fécales apparaissent; le drain est remis.

9 janvier 1890. Signes d'obstruction passagers.

Le 15. Cautérisation du trajet fistuleux; à la suite l'obstruction devient plus marquée.

13 février. Depuis le début du mois, elle a des coliques.

*Opération,* 10 mars 1890. — Incision elliptique en haut de la fistule, longue de 10 centim. et dont l'axe répond à la ligne d'insertion de la ligature de l'iliaque.

On pénètre dans la profondeur d'abord par l'incision inférieure, puis par la supérieure : on libère ainsi un entonnoir long de 4 centim. environ; après avoir retiré la sonde, on pratique des points de suture sur l'orifice de la fistule, pour éviter l'infection de la plaie.

Les adhérences étant détachées, on peut attirer le tout dans la plaie; d'abord apparut un organe qu'on vit être la trompe droite, puis l'ovaire; il fut facile de les libérer sans hémorrhagie notable. Un peu plus haut apparut un cordon qu'on pensa être l'uretère; il fut incisé avec prudence en long, on reconnut que c'était le ligament rond.

Après placement d'une ligature temporaire, la résection est faite : la portion réséquée mesure 10 centim.

Le côlon et l'iléon sont maintenus par la main d'un aide; il s'écoule un peu de matières fécales.

Entérorraphie; suture du méso avec 3 points, ce qui fut difficile à cause de la profondeur; il se produisit une hémorrhagie peu abondante mais persistante dans la profondeur. Un tamponnement iodoformé est fait qui sort par l'angle inférieur de la plaie.

Drainage. Au moyen de 2 mèches de gaze et un drain; l'anse est ensuite réduite et le ventre refermé. Durée de l'opération : deux heures et demie.

*Suites.* — 10 mars. T. 36°,2.

Le 11. Émission de gaz par l'anus. Un peu de sécrétion purulente au niveau des points de suture inférieurs ; l'aspiration par le drain donne un peu de suintement purulent.

Le 12. Bien ; par l'aspiration, il ne vient rien.

Le 16. Selles abondantes, on raccourcit les mèches.

Le 25. Ablation complète de la gaze.

Le 30. Encore un peu de suppuration ; état excellent ; défécation normale, ventre indolore.

19 avril. Sortie.

*Examen anatomique.* — La pièce représente un trajet long de 4 centim. arrivant dans la cavité du cæcum au voisinage immédiat de l'appendice vermiforme.

Au niveau de la valvule de Bauhin, existe un rétrécissement de l'iléon qu'une sonde de petit calibre peut à peine franchir.

L'appendice vermiculaire est rétréci, épaissi ; long de 3 centim.

OBSERVATION 73. — *Fistule stercorale du cæcum. Résection de l'anse. Entérorraphie. Guérison.* CZERNY (cas 18), 15 décembre 1891.

Dans son enfance, a eu des écrouelles ; à 18 ans, pendant neuf mois, il a souffert d'une typhlite et, à la suite, de constipation habituelle ; en mars 1891, douleurs dans le côté droit ; en août 1891, une tuméfaction se forme au-dessous de l'ombilic, qui donne issue à du pus. En septembre 1891, les douleurs augmentent.

Il entre à la clinique le 14 novembre 1891 ; c'est un homme robuste, mais très amaigri ; on trouve une tumeur qui commence au-dessus de l'épine iliaque antérieure et supérieure et s'étend au-dessous de l'ombilic en longeant l'arcade de Fallope ; au-dessous de l'ombilic se trouve une fistule donnant issue à du pus sans odeur, épais.

*Opération.* — Mise à nu en fendant la paroi abdominale d'une fistule au niveau de la valvule iléo-cæcale ; le toucher intestinal fait par l'intérieur de la fistule permet de sentir une tumeur ; on fait la résection de la partie malade suivie de l'ablation de ganglions caséeux. Puis l'entérorraphie circulaire à 2 étages est pratiquée ; l'intestin est remis en place et un tamponnement à la gaze iodoformée est fait. Durée de l'opération, 2 heures.

La masse extirpée est longue de 7 centim., elle présente un rétrécissement irrégulier, sa circonférence ne mesure que 4 centim., au lieu qu'elle a 6 centim. au niveau de la ligne de section.

*Suites.* — Sont régulières; à partir du 3e jour, le malade n'a plus de fièvre.

17 décembre. La gaze est retirée.

Le 21. Garde-robes, ablation du drain.

Le 23. État général excellent.

Le 26. Ablation des points de suture.

Le 29. On commence une alimentation solide.

Le malade se lève le 12 janvier 1892 pour la première fois; sortie le 20 janvier.

20 juin 1892. Le malade a reperdu les 10 livres qu'il avait gagnées pendant les deux premiers mois; l'appétit est bon, les garde-robes régulières.

Cicatrice lisse, non distendue; porte un bandage.

OBSERVATION 74. — *Fistule stercorale du cæcum. Résection. Entérorraphie. Mort.* CZERNY (cas 19), 5 mars 1892.

Moïse F..., 31 ans, marchand.

Hérédité tuberculeuse; depuis mai 1891, accidents vers le cæcum; constipation et ballonnement; en septembre 1891, écoulement purulent par l'anus; on constata une ulcération de 10 centim. au-dessus de l'anus. Cette évacuation purulente persiste avec des intervalles.

L'état général est de plus en plus mauvais.

Lésions du sommet pulmonaire des deux côtés. Dans la région cæcale, on sent une tumeur sensible à la pression et une augmentation de la résistance; à ce niveau la percussion donne un son métallique ; une ponction donne issue à un pus épais et verdâtre.

Le 1er janvier 1892, incision de la paroi et d'un abcès du volume d'une noix, issue de fongosités ; le soupçon que cette cavité d'abcès pouvait être la cavité intestinale ne fut pas confirmé, car il ne s'écoula pas de matières.

Le toucher rectal montra une fistule du volume d'un pois sur la paroi antérieure du rectum; elle conduisait dans un abcès pararectal. Lorsqu'on changea le pansement le 9 janvier, il y eut issue de matières fécales. Sortie le 8 février.

Il rentre au bout de 3 semaines pour se faire réopérer.

*Opération* le 5 mars 1892. — Grattage de la fistule qui est fermée par quelques points de suture, puis incision de 10 centim. de long sur le côté droit de celle-ci ; on trouve l'épiploon adhérent ; ligature élastique du mésentère et suture de 2 étages ; tamponnement à la gaze.

La tumeur extirpée mesure 11 centim. pour le cæcum et le côlon ascendant. Le cæcum est très rétracté, l'appendice vermiculaire n'est pas reconnaissable ; la valvule de Bauhin est très œdématiée. La circonférence de l'iléon est de 9 centim., celle du côlon ascendant de 8 centim. La portion réséquée est entièrement malade, elle est couverte d'ulcérations à fond rongé couvert de végétations polypeuses. Durée de l'opération, 45 minutes.

*Suites.* — 6 mars. Pouls 90.

Le 7. Diète liquide, on raccourcit la gaze.

Le 8. On aperçoit l'intestin au fond de la plaie.

Le 9. Garde-robe.

Le 10. Un peu de pus dans la fistule,

Le 12. Ablation des points de suture ; sortie de pus fétide.

Le 13. Purgation.

2 avril. Le malade se lève ; garde obes régulières, la suppuration diminue.

Le 6. Sortie.

Le 8. Le malade meurt ; d'après son médecin, il aurait eu une hémorrhagie intestinale.

REMARQUES. — La résection de l'anse iléo-colique pour fistule stercorale ou anus a été faite 13 fois. Une observation nous manque (Wölfler). Parmi les 12 autres cas, 5 fois il s'agissait d'un anus artificiel et les 5 cas ont guéri. 2 de ces cas appartiennent à des malades ayant déjà subi la résection avec anus artificiel : ce sont les cas de Mac Cormac (obs. 57) et celui de Wassilief (obs. 77) ; 7 fois il s'agissait de fistule pyo-stercorale : 3 malades sont morts, 4 ont guéri. Il est absolument nécessaire d'établir cette distinction entre les cas d'anus artificiel et les cas de fistule ; pour l'anus, l'intervention est simple, facile, et le résultat semble devoir être bon, quoiqu'un nombre si restreint ne puisse assurément pas avoir grande valeur. Au contraire, les résultats de l'entérectomie pour anus artificiel sur l'intestin grêle sont bien établis. Goetz, qui a réuni 77 cas, donne 25 morts et 52 guérisons, dont 6 avec persistance de fistule. Ce chiffre élevé de mortalité est donc en contradiction avec ce que donne la résection du cæcum pour anus artificiel faite dans les mêmes conditions, mais ceci tient sans doute aux dangers plus grands de péritonite quand l'opération est faite sur le petit intestin. Pour la fistule, l'intervention est difficile, et la difficulté est encore augmentée du fait de l'existence fréquente d'une lésion du cæcum qui a produit la fistule; en outre il y a à craindre l'infection. Ces 3 cas de mort, survenus à la suite d'opération de fistule, sont dus: 1 fois à une suture incomplète, 1 fois à la péritonite, 1 fois à une hémorrhagie intestinale survenue longtemps après, alors que le malade avait quitté l'hôpital. Ce chiffre élevé de la mortalité nous semble malheureusement devoir être considéré comme assez exact et je ne crois pas que, quelles que soient les précautions qu'on prenne pour faire la désinfection préalable du foyer, on arrive à l'abaisser beaucoup.

E. — **Cas divers**.

OBSERVATION 75. — TROMBETTA, 13 juin 1884. In *Giorno di clinique e therapie*, 1885.

Femme de 40 ans.

Résection du cæcum avec une portion du côlon ascendant.

Anus contre nature.

Mort par péritonite le 16e jour, par rupture de l'intestin.

OBSERVATION 76. — DURANTE (?)

Femme de 53 ans, souffre depuis sa ménopause de coliques et de vomissements ; les douleurs deviennent tellement violentes qu'elle réclame un soulagement.

A l'examen : dans la moitié droite inférieure de l'abdomen, existe une tumeur du volume d'une orange, mobile, d'une consistance fibreuse irrégulière.

L'*opération* fut difficile à cause des adhérences avec l'intestin grêle ; après résection, on fit une suture à 3 étages.

Les *suites* furent bonnes ; la malade se lève au dixième jour.

OBSERVATION 77. — *Invagination aiguë irréductible. Résection. Anus artificiel. 2e résection et entérorraphie. Guérison.* WASSILIEF, 17 novembre 1886. *Chirurgical Westnik*, 1887, Varsovie.

Péchals K..., 25 ans, forçat.

Tombé malade le 15 novembre, il ressentit subitement des douleurs abdominales et fut pris de vomissements. Le 17 novembre au soir, il fut opéré après administration sans résultats d'un lavement d'Hégar.

*Opération*. — Incision de 12 centim. sur la ligne blanche ; la main trouve une tumeur dans l'hypogastre droit, il est facile de l'atteindre et de l'attirer au dehors, car le mésocæcum est long; l'invagination existante est impossible à réduire; une ligature élastique étant alors placée, on sectionne l'iléon et le mésentère. On peut alors réduire l'invagination et on fait la résection de 40 centim. d'intestin invaginé.

Lavage de la cavité abdominale avec une solution de sublimé; on fixe à la plaie abdominale les deux extrémités de l'intestin; après l'ablation des ligatures, il y eut issue de matières et de gaz.

Pendant deux semaines, tout alla bien.

A la 3e semaine, le malade eut une pneumonie.

A la 4e semaine, retour à l'état normal.

6e semaine. Nouvelle opération pour fermer l'anus; on résèque de nouveau 16 centim.; on fait ensuite l'entérorraphie avec la suture de Czerny comprenant 30 points internes et 15 points externes.

Le 3e jour. Il y eut une selle.

Le 5e jour. On trouva des matières fécales dans le pansement.

Trois essais de fermeture par la suture échouèrent. Application d'une pince de Péan qui tomba le 3e jour.

En avril 1887, le malade était définitivement guéri.

OBSERVATION 78. — BRUCE CLARKE, 1892. *Société clinique de Londres,* 12 mai 1893.

Hernie congénitale, irréductible. du cæcum.

Résection du cæcum et de 2 pouces de l'iléon. Quand le sujet fut présenté, l'opération datait d'un an.

Après résection, l'entérorraphie circulaire fut faite. Le malade se leva au bout de trois semaines.

# DEUXIÈME PARTIE

## TECHNIQUE. SUITES OPÉRATOIRES

---

### 1º Préparation du malade.

La résection de l'anse iléo-colique doit être faite à froid ; c'est, en effet, un fait bien démontré que jamais on ne doit traiter un cas d'obstruction intestinale par la résection de l'obstacle : la mort serait la conséquence presque inévitable de cette pratique. Cette affirmation pourrait prêter à la discussion si nous nous en tenions aux cas de résections de l'anse iléo-colique pour juger la question ; nous ne possédons en effet que deux cas opérés dans ces conditions (Wassilief et Sacré) ; l'un est un succès, l'autre un insuccès ; mais l'expérience est faite avec les occlusions du petit intestin. Nous pourrons donc faire subir au malade une préparation à l'opération. Cette préparation aura pour but de vider l'intestin et de le désinfecter, elle est extrêmement importante ; pour arriver à ce double résultat, il n'existe pas dans le cas particulier de moyens spéciaux : c'est à l'administration de purgatifs légers mais répétés qu'on aura recours ; on instituera en même temps le régime lacté et on donnera le naphtol ou tout autre désinfectant intestinal. Il pourrait se faire que les purgatifs fussent mal supportés à cause du degré considérable de l'obstruction ; dans ce cas, on pourrait s'en abstenir au moins pendant un certain temps, jusqu'à ce que, sous l'influence du régime lacté, l'intestin ait évacué son contenu. Parfois, si le malade est trop affaibli, s'il vient en particulier de traverser une crise d'obstruction, il y aura avantage à attendre que ses forces se soient un peu relevées.

### 2º **Opération**.

L'opération en elle-même comprend quatre points à étudier :
1º La section de la paroi abdominale ;
2º La résection de l'anse iléo-colique ;
3º Le traitement des extrémités de l'intestin ;
4º Le drainage et le pansement.

### A. — SECTION DE LA PAROI ABDOMINALE

*Trois méthodes générales :*

Laparotomie médiane ;
Laparotomie latérale ;
Incision lombaire.

*Laparotomie médiane.* — Les avantages de celle-ci ont été établis maintes fois dans des travaux antérieurs : la rareté des éventrations avec elle est chose démontrée ; elle est en outre exploratrice avant toute autre, et permet plus facilement qu'aucune autre incision l'examen de la cavité abdominale ; mais laisse-t-elle facilement aborder le cæcum ? L'étude des faits cliniques nous montre qu'elle a été employée sept fois ; mais dans cinq cas (2 Billroth, 2 Czerny, 1 Senn), il s'agissait d'une invagination dans le côlon et la tumeur avait été perçue et se trouvait au-dessus de l'ombilic ; aussi ce fut une laparotomie médiane sus-ombilicale qui fut faite. Dans les deux cas de Bouilly et de Broca, la laparotomie médiane fut faite, quoiqu'on sût parfaitement avoir affaire à une tumeur du cæcum ; l'extirpation paraît avoir été simple dans le cas de Bouilly, quoique la tumeur fût adhérente dans la fosse iliaque ; il ne paraît pas en avoir été de même dans le cas de Broca. La laparotomie médiane donnerait des résultats très inconstants, dépendant de deux causes : la longueur du mésocæcum qu'il est impossible de prévoir, le relâchement de la paroi abdominale qu'on peut jusqu'à un certain point prévoir ; quelques recherches faites sur le cadavre nous ont montré que, dans le cas de cæcum en place, pourvu d'un méso moyennement développé, la laparotomie médiane, même avec une incision étendue, donne un accès insuffisant sur le cæcum pour que les avantages secondaires qui résultent d'une semblable incision puissent être mis en parallèle avec la difficulté opératoire qu'elle crée et par conséquent avec le danger qu'elle fait naître pour le patient.

*Laparotomie latérale.* — L'incision latérale se fait au niveau du cæcum ; trois incisions ont été employées. La verticale ; et celle-ci peut être faite en deux points ou bien par le milieu de l'arcade de Fallope, ou bien le long du bord du grand droit de l'abdomen ; ces deux incisions, dont la première a peut-être l'avantage de donner un point de repère plus facile à trouver, sont sensiblement aussi commodes et d'égale valeur ; toutes deux permettent facilement l'examen et l'ablation du cæcum ; aussi ont-elles été très fréquemment pratiquées ; la longueur de l'incision n'a pas de limite supérieure : par en bas on peut et il est suffisant de descendre à un travers de doigt au-dessus de l'arcade de Fallope ; il peut arriver, si l'incision est faite sur le bord du grand droit, qu'on rencontre l'artère épigastrique : il n'y a pas lieu de s'en préoccuper.

L'incision oblique en bas et en dedans : variété la plus employée, représente à peu près le tracé de l'incision faite pour la ligature de l'iliaque externe ; parallèle à l'arcade de Fallope, mais assez haut placée, elle sera mi-distante de l'ombilic et de l'épine iliaque antéro-inférieure ; en bas elle est limitée par la verticale menée par le milieu de l'arcade de Fallope, en haut par une verticale passant par l'épine iliaque antéro-supérieure ; sa longueur ne peut donc dépasser 8 à 10 centim ; est-ce suffisant ?

.Elle mène droit sur le cæcum, découvrant son méso et la terminaison de l'iléon par son extrémité interne : elle répond donc au principal desideratum ; mais elle offre l'inconvénient de donner peu de jour, pas assez pour une manœuvre aussi complexe que celle que nécessite la résection de l'anse iléo-colique ; aussi y a-t-il avantage à la prolonger en haut par une ligne verticale qui répond à peu près au bord antérieur de l'aisselle ; ainsi faite, l'incision donne beaucoup de jour et permet même une opération plus facile que ne le permet l'incision verticale ; ceci aurait pu être supposé à priori, car elle suit assez exactement la direction de l'anse cæcale, elle découvre bien son extrémité proximale et découvre son extrémité distale par sa face externe, ce qui est assurément plus avantageux pour la résection. Les avantages de cette incision oblique n'ont pas échappé aux chirurgiens ; elle a été beaucoup moins employée cependant que l'incision verticale.

L'incision oblique en bas et en dehors, partant de l'épine iliaque antérieure et supérieure et se dirigeant vers l'ombilic, a été employée par quelques chirurgiens : j'ignore pourquoi, car cette incision présente le gros inconvénient d'être forcément limitée en dedans et en dehors.

Mais il y a lieu de tenir compte d'un autre facteur pour le choix d'une incision : c'est la chance plus ou moins grande d'éventration qu'on peut avoir en employant telle ou telle méthode ; l'expérience ne nous renseigne pas à ce sujet et nous ne pouvons présenter que des vues théoriques inspirées par la connaissance de la direction des fibres musculaires de la paroi ; trois plaies musculaires sont ici superposées dont les fibres constituantes s'entre-croisent dans des directions différentes; il en résultera donc que, quelle que soit la direction de l'incision, elle coupera toujours plus ou moins obliquement au moins deux plans musculaires: or une d'entre elles les coupe tous les trois, c'est l'incision verticale ; elle donnera donc plus de chance d'éventration que les deux autres; c'est une raison pour l'écarter.

### Incision lombaire.

L'incision lombaire pour extirper l'anse iléo-colique n'a été à notre connaissance faite que deux fois ; une fois par Hahn, une autre fois par Gilford, mais dans ces deux cas elle fut faite sans parti pris, et parce que le chirurgien pensait avoir affaire à une tumeur du rein; il lit donc l'incision habituelle destinée à découvrir cet organe le long de la masse sacro-lombaire, mais, reconnaissant son erreur, il fut obligé de tirer une autre incision partant de la principale, de façon à tailler une sorte de volet : dans les deux cas, la résection put être faite ainsi et il y a même lieu de penser que, dans le cas de Gilford tout au moins, elle fut facile, puisqu'il dit que le cas échéant il reviendrait à cette incision. Nous l'avons trouvée également préconisée par Roman van Baracz (*Arch. für klinische Chirurgie*, 1891); j'ai cherché à me rendre compte de sa valeur : j'admets que dans certains cas on puisse ainsi enlever le cæcum, mais comme on ne peut pas par cette incision aborder la fosse iliaque, elle sera mauvaise d'habitude ; d'autre part, elle ne donne pas accès sur le pédicule mésentérique, ce qui me semble très important ; aussi je pense qu'en employant l'incision lombaire on conduit son opération à l'aveugle.

En résumé, c'est donc à l'incision oblique en bas et en dedans que nous donnons la préférence et nous pensons en outre qu'il faut la faire assez longue; sans aller jusqu'à l'exagération de Billroth, nous pensons qu'une incision de 15 centim. ne sera souvent que suffisante.

## B. — Résection proprement dite

Lorsqu'on a mis le cæcum à jour, assez habituellement on trouve au-devant ou au-dessus de lui l'épiploon adhérent : la section de celui-ci ne présente pas de difficultés. Alors deux cas peuvent se présenter : ou bien l'anse iléo-colique est amenable, pédiculisable quelquefois, comme une tumeur salpingoovarienne, ou bien elle ne l'est pas, le cæcum étant fixé à la fosse iliaque par des adhérences naturelles (absence ou brièveté de méso) ou par des adhérences pathologiques.

Dans le premier cas, cette mobilité de l'anse iléo-colique peut être considérable, si le côlon ascendant est lui-même pourvu d'un méso : l'opération est alors des plus simples et rappelle celle de la résection d'une anse d'intestin grêle.

Mais habituellement elle ne présente pas cette grande simplicité ; on tombe, en effet, sur une masse irrégulière, bosselée, du volume du poing (pour reprendre les termes mêmes de la plupart des observations), fixée sur la fosse iliaque, adhérente quelquefois à une anse intestinale voisine, quelquefois adhérente à la paroi et même infiltrée dans celle ci. Cette masse est abordée par l'iléon en dedans, de sa partie supérieure s'échappe le côlon ascendant infiltré et dur sur une hauteur plus ou moins grande : il sera toujours possible de mettre un clamp sur l'iléon, quelquefois on pourra en placer un sur le côlon ascendant, mais habituellement non, à moins de le placer très haut.

Il serait agréable tout au moins, sinon utile, de savoir à l'avance si l'opération qu'on va entreprendre présentera des difficultés ou non ; cela n'est pas possible. On peut dire que la constatation d'une tumeur cæcale absolument fixée annonce une résection difficile (si tant est qu'on aille l'entreprendre dans ces conditions), mais cette fixité de la tumeur est très rare et habituellement les tumeurs cæcales, même très adhérentes à la fosse iliaque, conservent une très notable mobilité ; la réciproque de la proposition précédente n'est donc pas vraie : une tumeur mobile n'annonce pas une résection facile.

Lorsqu'on rencontrera un de ces cas, la marche générale qu'il faut suivre est la suivante :

Ayant fait la coprostase sur l'iléon, on le sectionnera; la tumeur sera alors détachée de la fosse iliaque, en la disséquant de bas en haut et en la prenant de préférence par sa face externe; lorsqu'on sera ainsi arrivé à sa limite supérieure en la relevant et la renversant progressivement, la coprostase sera faite sur le côlon ascendant qui sera à son tour sectionné; enfin le pédicule mésentérique sera coupé.

*Quelques remarques à propos de ces différents temps.* — α. **La** coprostase peut être faite de diverses manières.

Par les doigts d'un aide : ainsi faite elle offre cet avantage au moment de l'entérorraphie de pouvoir faire mettre et maintenir au contact les extrémités sectionnées ; mais elle a l'inconvénient d'être peu sûre à cause de la fatigue de l'aide, qui tient à la longueur de l'opération et à l'intensité de la pression qu'il doit exercer pour en même temps que la coprostase faire l'hémostase ; d'ailleurs quand l'intestin est très dilaté, elle est impossible ; enfin les doigts de l'aide gênent l'opérateur.

Avec la soie : celle-ci a l'inconvénient de faire une pression trop forte et trop limitée.

Avec des lanières de gaze iodoformée : c'est un bon moyen.

Avec des pinces : pour cela, ou bien entre les mors et la paroi intestinale on interpose un peu de gaze, ou bien les mors sont garnis de caoutchouc, ou bien on emploie des pinces spéciales, à mors en forme d'arc dont la corde est un fil de caoutchouc; les pinces ont l'inconvénient d'être gênantes et de produire quelquefois une attrition trop forte des tissus ; elles ont un avantage, c'est qu'elles facilitent l'entérorraphie en étalant les tissus.

Avec un fil ou un tube de caoutchouc : on prendra de préférence un tube, on le choisira un peu gros et à parois minces ; ce moyen est excellent.

β. En faisant la section de l'iléon, il sera bon de penser à l'appendice ; celui-ci, presque toujours logé dans l'angle iléocæcal, est quelquefois couché le long et sous l'iléon ; s'il présente un assez grand développement, il sera sectionné avec l'iléon et si on ne s'aperçoit pas du fait, on est exposé à voir une péritonite être la conséquence de cet incident.

γ. La dissection de la fosse iliaque est faite tantôt au bistouri, tantôt avec les doigts ou un instrument mousse ; il ne faut pas agir ici autrement que lorsqu'on a affaire à une tumeur adhérente quelconque, aussi doit on faire emploi tantôt du bistouri, tantôt des doigts suivant les besoins ; il a été parfois nécessaire, à cause de l'adhérence extrême de la tumeur, d'enlever avec elle le fascia iliaca auquel elle était fixée.

δ. Autant que possible, la section du pédicule mésentérique doit terminer l'opération, quand les choses peuvent être menées comme nous en avons donné le schéma ; cette section est facile ; mais il pourra arriver qu'on ne puisse suffisamment disséquer la tumeur en arrière et qu'on se trouve obligé de sectionner le mésentère avant de sectionner le côlon ascendant ; cette pratique est dangeureuse, car elle expose à faire une section trop étendue du mésentère, il faut s'en abstenir autant que possible.

Le mésentère pourra être sectionné après avoir été lié par une ligature en chanve ; ou bien il sera sectionné entre deux clamps se rencontrant à angle et lié ensuite ; ou bien on pourra le sectionner en pinçant successivement les vaisseaux qui saignent. Cette dernière pratique a deux avantages : elle compromet moins la vitalité du mésentère, elle évite un plissement gênant pour l'entérorraphie, mais on doit être prévenu de l'abondance et du volume des vaisseaux de la région ; on rencontre là en effet l'anastomose de la terminaison de la mésentérique avec la branche descendante de la colique droite.

En constituant et en sectionnant ce pédicule mésentérique, il faudra se garder de deux choses : les vaisseaux iliaques et l'uretère ; les vaisseaux iliaques n'ont jamais été blessés, il est seulement dit dans plusieurs observations que l'opération fut rendue difficile par leur voisinage ; l'uretère a été plusieurs fois rencontré ; dans un cas il fut déchiré, ce qui obligea le chirurgien (Czerny) à faire immédiatement une néphrectomie.

S'il existe des ganglions, habituellement ceux-ci s'étendent assez peu pour qu'ils soient enlevés en même temps que le mésentère ; il y a là un écueil à éviter, la faute serait de se laisser guider dans la résection du mésentère par l'étendue de la chaîne des ganglions. En faisant ainsi, on s'exposerait à faire une résection mésentérique trop étendue par rapport au segment intestinal enlevé ; si donc, la résection mésentérique faite dans les limites qui conviennent, il reste encore des ganglions, ceux-ci seront enlevés au bistouri ou à la curette ; si on veut faire la résection de cette partie infiltrée du mésentère, au moins faudra-t-il la faire suivre d'une nouvelle résection intestinale dont la longueur sera en rapport exact avec la brèche faite dans le mésentère. Nous avons pris comme type de description le cas d'une tumeur cancéreuse ou tuberculeuse non adhérente à la paroi.

S'il s'agissait d'une invagination, compliquée ou non de tumeur, la résection serait simple à priori, car la condition primordiale de production d'une invagination est l'absence d'adhérences ; l'opération peut être faite de plusieurs façons. On peut faire une désinvagination partielle et réséquer seulement la partie qu'on n'a pas pu désinvaginer. On peut faire la section sur le côlon, immédiatement au-devant du collet, de façon à conserver le cylindre invaginant (Senn). On peut, comme l'a proposé Jessett, par une incision faite au cylindre invaginant, réséquer le cylindre invaginé. L'expérience a montré le danger qu'il y avait à conserver une partie des segments constituant l'invagination à moins que celle-ci soit trop étendue. L'opération de la résection peut être modifiée par deux faits : 1° adhérence à la paroi, 2° existence d'une fistule.

L'adhérence à la paroi ne peut pas être reconnue avant la section de la peau ; mais cette reconnaissance est possible et doit être faite avant qu'on soit arrivé sur la tumeur ; on est en effet averti par l'infiltration des tissus, souvent la paroi épaissie dont les muscles ont perdu leur aspect est remplacée par un tissu lardacé. Alors deux conduites peuvent être tenues : ou bien on incisera prudemment dans ce tissu en cherchant un plan de clivage qu'on rencontrera fréquemment, et dès lors avec les doigts ou un istrument mousse on décollera la paroi de la tumeur jusqu'aux confins de la partie adhérente ; là on ouvrira le péritoine, ou bien on fera d'emblée une incision elliptique ou sur la place musculaire circonscrivant toute la partie adhérente de façon à détacher de la paroi la tumeur et la partie à laquelle elle adhère ; cette dernière pratique nous semble particulièrement recommandable surtout s'il s'agit d'un cancer.

L'existence d'une fistule nous place exactement dans les mêmes conditions ; mais, afin d'éviter l'infection qui serait à craindre si on faisait porter la première incision sur la fistule, il sera avantageux de circonscrire d'emblée la fistule par une incision elliptique, de façon à isoler un petit entonnoir constitué par le trajet, et même il sera bon de faire précéder l'opération d'un grattage et d'une désinfection du trajet qui sera ensuite tamponné ou fermé provisoirement par une suture.

La résection faite et avant de faire l'entérorraphie : 1° on fera la toilette de la région ; 2° on s'assurera que la résection mésentérique n'est pas trop étendue et, si cela était pour y remédier, on réséquerait un nouveau segment d'intestin ; 3° on s'assurera de la vitalité des bouts à réunir : pour cela le procédé consiste à enlever les pinces coprostatiques et à voir si l'afflux du sang se produit. Cette recherche semble pouvoir être supprimée dans les cas ordinaires, si la résection mésentérique a été faite avec exactitude et si le lien coprostatique n'a pas été serré d'une façon exagérée ; aussi beaucoup de chirurgiens ne la font-ils pas, mais pratiquent cette suture avant d'enlever le lien coprostatique : cette manière de faire met jusqu'à la fin à l'abri de l'afflux des matières et empêche l'hémorrhagie immédiate, c'est là un double avantage ; mais elle expose peut-être à l'hémorrhagie secondaire. Celle-ci a été la cause de la mort d'un malade, peut-être de deux, elle est donc à craindre, quoique dans les deux cas le mécanisme n'en ait pas été expliqué.

## C. — Iléo-colorraphie ou anus artificiel

I. — *Iléo-colorraphie.* — L'entérorraphie obéit ici aux mêmes règles que sur un segment quelconque du tube intestinal ; elle peut se faire par l'union bout à bout des deux segments intestinaux, c'est l'entérorraphie circulaire ; elle peut se faire en les unissant latéralement, ou par le procédé mixte de Chaput.

1° *Entérorraphie circulaire.* — Elle peut être pratiquée au moyen de sutures ; c'est encore le moyen généralement employé et qui donne en somme de bons résultats. Mais en faisant l'union de l'iléon au côlon, on sera exposé à rencontrer un certain nombre de difficultés qu'on n'a pas l'habitude de trouver sur les autres segments de l'intestin ; et d'abord ce sera la différence de calibre ; lorsqu'elle existe, c'est une difficulté sérieuse ; pour y obvier, on peut soit diminuer le calibre du côlon, soit augmenter celui de l'iléon. Pour diminuer le calibre du côlon, il peut suffire, après avoir uni l'extrémité de l'iléon à une partie de la circonférence du côlon, de fermer la partie restante ; cela peut être fait rapidement par un double surjet ; ou bien on peut faire sur le côlon une excision triangulaire de la paroi sur le bord libre dont la base répond à la circonférence ; ces deux procédés sont sensiblement d'égale valeur. Billroth, après s'être servi du premier, a employé le second ; ils présentent un inconvénient semblable, c'est de multiplier les sutures et de nécessiter l'existence d'un point toujours mal fermé où se rencontrent les deux lignes de suture. Pour augmenter le calibre du petit intestin, il suffit, comme l'a proposé Magdelung, de le sectionner obliquement ; cette section doit être faite aux dépens du bord libre et non pas aux dépens du bord mésentérique, sans quoi on s'exposerait à voir la pointe de la paroi intestinale se sphacéler. Je crois cette deuxième façon de faire préférable à celle qui consiste à rétrécir le gros intestin, car il y a toujours avantage à augmenter les dimensions de l'orifice de communication ; mais le calibre du gros intestin peut être par trop considérable pour que la section oblique du petit suffise à ramener l'uniformité de calibre : dans ces cas on peut combiner les deux procédés. Pour ces cas aussi, on peut employer un procédé détourné dont nous parlerons plus loin : l'implantation latérale. D'ailleurs dans la majorité des cas, cette inégalité de calibre n'existe pas : que l'opérateur se souvienne qu'il se trouve en présence d'une lésion chronique produisant un obstacle permanent, il comprendra alors facilement comment le petit intestin constamment distendu a peu à peu augmenté son calibre et comment le gros intestin constamment vide a peu à peu diminué le sien ; même dans certains cas il trouvera le petit intestin plus gros que le côlon.

Une autre difficulté que rencontrera l'opérateur sera l'absence habituelle de revêtement séreux sur la paroi postérieure du cæcum ; cependant c'est là, je pense, une difficulté théorique, car je n'ai pas vu qu'aucun opérateur l'ait remarquée, s'en soit préoccupé ou en ait été gêné ; au reste, l'inconvénient n'est pas grand, car cette portion dépourvue de séreuse sera précisément extra-péritonéalisée.

Une troisième difficulté tient à la friabilité des parois intestinales, habituelle sur une assez grande étendue au voisinage de la lésion, d'où il résulte que les fils coupent les tissus ; il sera toujours facile d'éviter semblable chose en faisant une résection étendue au delà des parties malades.

L'entérorraphie circulaire peut être faite par le procédé d'invagination ; les méthodes d'invagination sont nombreuses, mais peu employées. Bassini, Senn, Jessett, qui l'ont recommandée, cherchent surtout à avoir une large apposition de surfaces séreuses ; nous n'entrerons pas dans la discussion du procédé que nous croyons notablement inférieur aux autres procédés d'entérorraphie, mais nous sommes obligé de faire remarquer que si le procédé par invagination peut être employé, c'est plutôt ici, parce que le cylindre invaginé placé dans un intestin de gros calibre rétrécit, moins qu'ailleurs, la lumière de l'intestin.

L'entérorraphie circulaire peut être faite sans sutures grâce à la mise en place d'un corps étranger qui sert de moyen d'union, que ce soit l'anneau de Denans, le bouton de Murphy ou celui d'Adelbert.

La critique de ces petits appareils est faite dans les travaux écrits sur la suture intestinale ; ici, au cæcum, une des principales objections à leur emploi, la difficulté de leur expulsion créant un double danger par leur présence et comme agent d'obstruction, n'existe pas parce qu'ils tombent immédiatement dans un intestin large et qu'ils ont peu de chemin à faire pour être expulsés ; d'autre part, ils ont cet avantage de permettre la coaptation facile de segments d'intestins inégaux en calibre.

2° *Iléo-colorraphie par implantation latérale.* — Le procédé par implantation consiste à fermer l'extrémité du bout colique et à faire ensuite sur la paroi latérale de ce bout intestinal une fente à laquelle on suture ensuite l'extrémité de l'iléon en l'y invaginant légèrement ; ce procédé, employé quelquefois par Billroth, préconisé par Senn, a un double avantage : il est rapide d'exécution et peut se faire avec des intestins de calibre très différent ; il a l'inconvénient, à mon sens, de laisser ou de reproduire un cæcum, car je ne vois pas quel avantage il pourrait y avoir à refaire ce qui existait auparavant, aussi je pense que l'implantation latérale doit rester un procédé d'exception.

3° *Iléo-colorraphie par opposition latérale.* — Le procédé par apposition a deux méthodes : la méthode des sutures, la méthode des plaques. Ce procédé consiste à suturer isolément les deux extrémités du côlon et de l'iléon, puis on met au contact les deux extrémités et on établit entre elles une anastomose. On laisse donc ainsi deux culs-de-sac, ce qui est, je pense, un assez sérieux inconvénient, et Senn qui a employé ce procédé deux fois en a été une fois la victime ; une extrémité intestinale, dont la vitalité était très compromise, s'est sphacélée.

Tout au moins les procédés par implantation ou par apposition latérale ont-ils une application, je veux parler des cas où la résection serait trop étendue pour qu'on pût amener au contact les extrémités de l'iléon et du côlon, ou des cas où pour établir ce contact il faudrait exercer une traction un peu forte qui pourrait faire craindre de voir se produire du sphacèle des extrémitées suturées, comme c'est arrivé à König ; dans ces cas, on peut faire l'union de l'iléon avec l'S iliaque par un des deux procédés.

4º *Procédé de Chaput.* — Ce procédé a évidemment un avantage, c'est de ne pas créer de rétrécissement ; cet avantage est compensé par la multiplicité de sutures qu'il exige. De plus, au niveau du cæcum, il me semble placer les deux segments intestinaux dans une situation très désavantageuse à la circulation des matières ; d'une part, pour placer le segment terminal de l'iléon en apposition avec le segment colique, il faut l'incurver sur lui-même, créer par conséquent une coudure ; et d'autre part, on établit un cul-de-sac, ce qui est désavantageux.

On a fait à l'entérorraphie un double reproche : 1º elle prolongerait beaucoup l'opération et augmenterait par conséquent les chances de production du collapsus ; 2º ce serait une méthode peu sûre. Or la lecture des observations nous édifie sur ce second reproche, elle nous apprend que la mort par péritonite, suite d'insuffisance de suture, s'est produite dans 3 cas. Ce n'est pas d'une façon absolue un chiffre élevé et je ne crois pas que l'anus artificiel puisse donner mieux.

L'*anus artificiel* a été pratiqué à la suite de la résection dans 9 cas, mais en écartant le cas de Sacré et celui de Wassilief, où il s'agissait d'une obstruction aiguë, il reste 7 cas de résection du cæcum terminés par l'anus avec 2 morts (cas de Whitehead, abcès de la fosse iliaque ; cas de Broca, perforation au niveau de la fistule) et 5 guérisons : ce qui semble indiquer que l'anus artificiel fait dans ces conditions ne donne pas une plus grande sécurité que l'entérorraphie ; et en effet il est établi dans des conditions bien différentes de celles qui se rencontrent lorsqu'on a l'anse intestinale intacte et qu'on peut aller faire le procédé de Maydl qui est, comme on sait, d'une bénignité remarquable. D'autre part, je ne crois pas qu'il abrège beaucoup le temps de l'opération et je pense que, si on croyait avoir quelque intérêt à terminer rapidement l'opération, il vaudrait mieux le faire avec un procédé d'entérorraphie d'une exécution rapide qu'avec l'anus. En outre on crée une infirmité qui nécessitera ultérieurement une seconde opération ; c'est alors faire la résection en deux temps en exposant bien plutôt le patient à une double chance de mort qu'en atténuant par cette pratique les dangers de l'opération principale.

Dans un cas, Baston a suivi une méthode qu'on pourrait appeler *procédé mixte* ; ayant fait l'anus artificiel après résection, il appliqua immédiatement une pince entérotome : le malade guérit.

### D. — Drainage et pansement

L'intestin ayant été remis en place, on refermera la paroi avec ou sans drainage. La question du drainage a de l'importance, en effet, s'il est vrai qu'en drainant on a une sécurité plus grande parce que de cette façon on arrive à extérioriser en quelque sorte la plaie intestinale pour le cas où une perforation aurait lieu ; je crois, d'autre part, que le drainage favorise la production de fistules parce qu'on a drainé.

Eu écartant les cas où les renseignements nous font défaut à ce sujet; en écartant aussi les cas où la mort se produisit trop vite par collapus ou péritonite suraiguë; en écartant aussi les cas où la résection fut suivie de la création d'un anus, il nous reste 37 cas dans lesquels nous pouvons, jusqu'à un certain point, nous rendre compte du rôle du drainage : dans 21 cas le drainage n'a pas été fait, il a été fait dans 16 cas.

Les 28 premiers cas donnent 14 guérisons par première intention, et il s'agissait parfois de cas assez graves : 6 cas où une fistule s'est produite sans infection de la cavité péritonéale et a d'ailleurs guéri facilement ; 1 cas de mort, ce cas vient de Czerny, mais il est si complexe qu'il prête à la discussion et qu'on doit se demander si l'absence de drainage a été la principale cause de mort (l'uretère fut blessé et la néphrectomie pratiquée). Toujours est-il que nous pensons qu'à cause de la complexité de l'opération, le drainage eût dû être fait.

Les 16 cas où le drainage fut fait montrent que dans 6 cas il y eut une guérison complète sans fistule ; dans 3 cas, la mort se produisit par perforation de l'intestin au niveau de l'insertion mésentérique, ce qui montre que dans ces 3 cas le drainage fut inutile, car il ne put remplir nullement le but qu'on attendait de lui ; 7 cas laissèrent une fistule pyo-stercorale ; l'étude de ces 7 cas ne peut malheureusement pas nous apprendre si le drainage a été utile en amenant au dehors des matières qui, sans cela, se fussent épanchées dans le péritoine, ou s'il a favorisé la production d'une fistule.

La possibilité de se passer fréquemment du drainage, attestée par la guérison complète dans 14 cas, m'engage à préconiser sa suppression toutes les fois qu'on aura un cas simple ; si on tenait cependant à le faire, je crois qu'il serait avantageux de le supprimer de bonne heure après 24 heures, 48 heures au plus. Mais au contraire, qu'on le fasse si on a quelque crainte de voir la suture intestinale céder, soit que la disproportion entre le calibre des deux intestins ait obligé à pratiquer une suture complexe, soit qu'on ait quelque doute sur la vitalité des extrémités intestinales abouchées, et dans ces cas la façon dont la mort est survenue 3 fois montre bien où est le point faible et où doit être fait le drainage. C'est sous l'intestin, au contact de la suture mésentérique, qu'il doit être placé. Le meilleur agent de drainage, le plus employé d'ailleurs, est la gaze iodoformée : une lanière introduite au contact de l'intestin viendra sortir au niveau de la partie la plus proche de la plaie abdominale.

Je ne crois pas qu'il y ait avantage à drainer par la région lombaire en y pratiquant une contre-ouverture.

On a conseillé aussi, pour donner une sécurité plus grande, de fixer l'épiploon derrière l'anse entérorraphiée afin d'isoler celle-ci de la cavité péritonéale.

Une pratique plus fréquemment employée consiste à fixer l'intestin par un point de suture immédiatement au-dessous et au contact de la plaie de la paroi; cette précaution semble souvent bonne, et dans tous les cas, elle ne paraît pas devoir favoriser en aucune façon la production d'une fistule stercorale.

La réunion de la paroi sera faite ensuite par les procédés habituels et avec les plus grands soins.

### 3º Suites opératoires.

L'opération terminée laisse assez souvent le malade dans un état de collapsus qui nécessitera l'emploi des stimulants (éther, caféine); il se peut d'ailleurs que le malade ne puisse supporter le shock opératoire et succombe quelques heures après l'opération. La mort par collapsus est en général le fait d'une intervention ¡longue, difficile, nécessitée par un cas complexe pour lequel une intervention plus simple eût été plutôt indiquée, mais elle est notée cependant dans une observation de Billroth où l'opération fut relativement facile.

Pendant les premiers jours, le malade peut être emporté par une péritonite ; bientôt les adhérences sont assez solides pour protéger la séreuse ; mais jusque-là on devra surveiller le malade avec une grande attention, éviter les mouvements, tâcher d'empêcher les vomissements, et c'est surtout dans les interventions de ce genre qu'on est autorisé à faire usage de l'opium.

Jusque-là, le malade avait été soumis à une diète rigoureuse; l'alimentation rectale même avait été proscrite afin d'éviter tout mouvement à l'intestin ; à partir du quatrième jour, on commencera à donner du lait. Lait et bouillon dégraissé resteront encore pendant longtemps l'alimentation exclusive. Jusqu'au moment de l'ablation des sutures, huitième jour, il n'y a pas lieu de toucher au pansement, à moins d'indications spéciales. Mais le malade doit être surveillé avec une grande attention dans l'idée de la possibilité de voir se produire un abcès stercoral, si la suture a été insuffisante ou si la paroi intestinale s'est sphacélée. Dans 2 cas sur lesquels manquent malheureusement les détails, la mort s'est produite tardivement, d'une façon curieuse que je ne puis expliquer; dans ces deux cas, (Péan et Czerny (1), elle aurait été la conséquence d'une hémorrhagie intestinale ; dans les deux cas, la malade est morte tardivement. Dans le cas de Péan, la malade qui allait bien est morte au treizième jour et à l'autopsie on ne trouva rien autre chose qu'un

(1) PÉAN, observ. 13. — CZERNY, observ. 74.

gros intestin rempli de caillots noirs ; déjà, 3 jours auparavant, elle avait eu une selle ainsi constituée et après le décès 3 grands bassins de caillots avaient été rendus. Dans le cas de Czerny, la malade allait parfaitement bien, elle sortit de l'hôpital plus de 2 mois après son opération et mourut 2 jours plus tard d'hémorrhagie [intestinale ; il ne fut pas fait d'autopsie.

Lorsqu'une fistule stercorale se produit, ou bien elle succède à un abcès pyo-stercoral, elle est alors en général large, donnant issue à [une grande quantité de matières ; ou bien elle s'établit insidieusement sans réaction, soit au moment du retrait du drainage, soit plus tard ; cette dernière guérit habituellement facilement, vite et complètement ; elle est très fréquente.

Suites médiates. — Si on suit le malade pendant plusieurs mois après son opération, on peut s'assurer d'une amélioration persistante [et progressivement croissante dans son état. Elle est surtout rendue apparente par le bon état de la nutrition. L'augmentation de poids en est le meilleur critérium ; elle est rapide, on s'en assurera en lisant les observations. Ce bon état de la nutrition est expliqué par l'accomplissement régulier des fonctions digestives. Le ballonnement du ventre a disparu, montrant que les matières ne stagnent plus dans le petit intestin où leurs produits toxiques étaient sans doute en partie résorbés. Les selles se font régulièrement.

Il ne semble pas que la suppression de la valvule de Bauhin soit d'un inconvénient quelconque, et chez la malade que nous avons suivie, nous n'avons pas saisi le moindre trouble fonctionnel qui pût être mis sur le libre passage du côlon à l'iléon ou de l'iléon au côlon. Enfin les douleurs ont disparu avec leur cause.

Suites éloignées. — En faisant la résection de l'anse iléo-colique, on se propose deux choses : faire cesser l'obstacle, obtenir une guérison radicale.

Le premier résultat est-il définitif? Lorsqu'on fait une entérorraphie quelconque, il y a toujours à craindre la production d'un rétrécissement cicatriciel tardif, mais ce danger semble devenir beaucoup plus rare avec le procédé de suture de la muqueuse et peut-être y a-t-il moins de crainte ici que sur tout autre segment intestinal de voir cet accident se produire.

Pour la guérison radicale, elle est évidemment obtenue quand on opère une fistule ou une invagination ; il est probable que la résection du cæcum tuberculeux donne également une guérison définitive.

Mais pour le cancer, la non-récidive est bien plus douteuse ; presque tous les cas se rapportant à des guérisons qui semblent définitives sont à revoir, car ils sont d'une époque où la tuberculose cæcale n'était pas connue.

# TROISIÈME PARTIE

## COMPARAISON DE LA RÉSECTION AVEC LES AUTRES PROCÉDÉS DE TRAITEMENT DES LÉSIONS DE L'ANSE ILÉO-COLIQUE

### A — Autres méthodes de traitement.

Dans les pages précédentes, nous avons étudié la façon de pratiquer la résection du cæcum et montré quels résultats elle donnait ; ceci serait tout à fait insuffisant pour conclure à son opportunité, si auparavant nous ne recherchions les résultats donnés par d'autres méthodes de traitement proposées contre les mêmes affections, afin de mettre ces résultats en parallèle avec ceux que fournit la résection de l'anse iléo-colique.

Trois grandes méthodes ont été proposées et employées : ce sont l'entéro-anastomose, l'iléo-colorraphie simple et l'anus artificiel. A côté de celles-ci, on trouve d'autres procédés applicables à chaque cas particulier.

1° ENTÉRO-ANASTOMOSE. — C'est l'établissement d'une voie de dérivation permettant le passage des matières du petit intestin dans le gros intestin, sans emprunter l'anse iléo-cæcale.

Cette opération proposée par Maisonneuve qui l'exécuta 2 fois (elle est souvent désignée sous le nom d'opération de Maisonneuve), vivement combattue au moment de son apparition revint en lumière lorsque Billroth l'eut pratiquée pour la première fois en 1883 ; Wölfler lui prêta son appui ; plus tard Senn l'étudia et l'expérimenta, et par l'emploi des plaques d'os décalcifié, en la simplifiant, augmenta considérablement la sécurité de l'opération.

Actuellement encore deux procédés généraux sont en présence qui reposent l'un (chirurgiens allemands) sur l'emploi des sutures, l'autre (chirurgiens américains) sur l'emploi des moyens de soutien pour les surfaces mises en apposition ou implantées.

Je me garderai bien de faire ici une étude de l'entéro-anastomose, ce serait sortir de mon sujet, il suffira, je pense, que j'en indique les principes : les partisans des plaques font valoir la rapidité d'exécution de leur procédé ; les partisans de la suture leur ayant montré combien petite était l'ouverture anastomotique qu'ils créaient et leur ayant signalé quelques cas où celle-ci s'était fermée par suite du retrait cicatriciel, ils ont répondu en augmentant énormément les dimensions de la lumière de leurs plaques. La question en est là.

L'entéro-anastomose présente plusieurs avantages incontestables ; outre qu'elle évite le traumatisme important que nécessite souvent l'ablation de l'anse iléo-colique, elle se recommande par la rapidité de son exécution si on emploie le procédé américain et la sécurité de la suture résultant de l'apposition de larges surfaces séreuses. L'inconvénient de cette méthode serait la possibilité d'accumulation de matières fécales dans le segment restant. Senn affirme qu'au contraire si l'ouverture est assez large, l'anse iléo-cæcale s'atrophie.

2° ILÉO-COLORRAPHIE SIMPLE SANS RÉSECTION. — Cette opé·ration, qui n'est en somme qu'un dérivé de la précédente, a été précisément imaginée afin d'empêcher le passage et l'accumulation des matières dans l'anse qu'on veut isoler.

Elle consiste, la section des bouts intestinaux afférents et efférents étant faite, à unir ceux-ci l'un à l'autre ; reste ensuite à traiter le bout isolé qu'on ne veut pas réséquer : divers procédés sont employés.

Les uns ferment purement et simplement cette anse soit en suturant les deux bouts isolément, soit en les suturant l'un à l'autre (Salzer). C'est un procédé fort dangereux, il expose à l'éclatement de la suture par distension de l'intestin dans lequel s'accumulent les produits de sécrétion. D'autres abouchent l'anse isolée à la peau soit par un de ses bouts, soit par ses deux bouts ; une fistule se constitue alors dont la guérison sera possible sans nécessiter une opération grave.

Cette opération secondaire pourra même être la résection secondaire de l'anse iléo-cæcale ainsi qu'elle a été pratiquée par David Colley, et même Matlakowsky conseille, dans l'attente de cette résection future, d'extérioriser la tumeur autant que possible lors de la première opération : c'est ce qu'a fait Hochenegg.

3° ANUS ARTIFICIEL. — C'est un procédé de nécessité quand on se trouve en présence d'une obstruction aiguë produite par un rétrécissement ; dans ce cas, il ne peut y avoir de contestation sur la valeur de l'opération ; mais pour une obstruction chronique, on devra s'en abstenir autant que faire se pourra. L'établissement d'un anus artificiel crée une infirmité dégoutante qui par elle-même est suffisante pour justifier une opération destinée à en débarasser ceux qui en sont porteurs ; mais nous sommes obligé de reconnaître que l'anus artificiel, pratiqué en dehors d'une phase d'obstruction dans les conditions où pourrait être entreprise une résection, est une opération d'une extrême bénignité. Rien ne pressant, en effet, l'opération peut être extrêmement simplifiée grâce à l'emploi du procédé de Maydl qui donne une sécurité presque absolue.

Voilà les trois méthodes générales qui peuvent être mises en parallèle avec la résection de l'anse iléo-cæcale; dans les pages suivantes nous verrons les résultats fournis par elles et nous comparerons ces résultats à ceux que donne la résection; de là pourra naître une ligne de conduite. Pour cette étude, comme précédemment, il nous semble absolument nécessaire de partager les affections chroniques du cæcum en 4 catégories: cancers, rétrécissements non cancéreux, invaginations et fistules.

## B. — Valeur comparée des diverses méthodes de traitement.

### 1° CANCER

*α. Résection partielle.* — Il arrive parfois que, rencontrant une lésion cancéreuse du cæcum très limitée, l'opérateur est tenté de s'en tenir à une résection partielle comprenant soit l'appendice, soit un fragment de la paroi. Dans le premier cas, si la lésion est bien limitée à l'appendice, la bénignité de la résection de celui-ci est telle qu'on ne saurait réprouver la conduite de ce chirurgien ; tout dépend de l'état des parties et doit être laissé à l'appréciation de l'opérateur ; mais je me hâte de dire que les cas sont rares qui se présentent de façon à permettre l'ablation de l'appendice seul ; celui-ci rapidement contracte des adhérences avec le voisinage et en particulier avec l'angle iléo-cæcal dans lequel il est logé ; nous avons dernièrement assisté à une opération de résection de l'anse iléocæcale pratiquée par M. Richelot où l'appendice seul était malade, de telle sorte que la lésion était extracæcale et que la valvule de Bauhin était absolument libre ; mais néanmoins, à cause des adhérences, la résection de l'anse entière était seule possible ; nous réprouvons au contraire absolument la résection partielle de la paroi cæcale pour une lésion cancéreuse limitée de celle-ci ; le procès est aujourd'hui absolument jugé des opérations parcimonieuses contre le cancer, et la vieille formule « faire dés opérations d'autant plus étendues que le mal est plus étendu » est aujourd'hui remplacée par celle-ci, paradoxale mais plus vraie : « à petite lésion, opération large ; à lésion étendue, opération restreinte. » Cette façon de faire permettra seule d'éviter la récidive.

β. *Anus contre nature.* — Je répète ce que je disais précédemment : « l'anus iliaque fait en temps opportun, pour une obstruction chronique du gros intestin et suivant le procédé de Maydl, est une opération d'une extrême bénignité. »

Au contraire, la résection appliquée au cancer est une opération grave.

Mais l'avantage qui résulte de la bénignité de l'opération est contre-balancé par l'ennui qu'il y a à créer une infirmité de la nature de l'anus artificiel et à laisser une lésion qui va continuer son évolution ; je sais bien que la question de la récidive du cancer intestinal après résection du segment malade n'est pas encore jugée ; mais, étant donnée la limitation fréquente des lésions et par conséquent la possibilité d'enlever tout le mal, il est permis de penser, pour l'intestin plus que pour tout autre organe, qu'on arrivera à obtenir des guérisons radicales.

Mais l'anus iliaque restera quand on se trouvera en présence de sujets tellement affaiblis qu'ils ne pourraient pas supporter l'entérectomie, ni même l'entéro-anastomose ; on ne doit alors lui demander qu'un soulagement momentané ; il semble cependant que, grâce à la suppression de l'irritation produite par le passage des matières, la lésion cancéreuse subisse un ralentissement dans son évolution.

γ. *Entéro-anastomose.* — L'entéro-anastomose de Maisonneuve, déjà extrêmement peu pratiquée d'une façon générale, n'a à ma connaissance été pratiquée pour cancer du cœcum que deux fois : l'une par Van Hacker à la clinique de Billroth, le 25 août 1887 : la malade guérit et mourut de cachexie cancéreuse sept mois plus tard ; l'autre par M. le D^r Boiffin, de Nantes (1). La bénignité très grande de l'opération la fait placer à côté de l'anus iliaque ; comme celui-ci, elle laisse subsister la lésion, mais elle a sur lui l'avantage de ne pas créer une infirmité, elle doit donc lui être préférée. La question d'opportunité de cette opération résultera de l'envahissement des lésions cancéreuses du cæcum qui par leur étendue rendraient la résection dangereuse, sans que celle-ci puisse empêcher la récidive.

δ. *Iléo-colorraphie sans résection.* — L'application de cette opération au cas de cancer, tout en présentant les inconvénients qui résultent de la persistance de la lésion, ne présente pas les avantages que l'entéro-anastomose tire de sa simplicité d'exécution, elle ne permettrait pas de faire une résection secondaire de la tumeur qui va continuer à s'accroître. Aussi n'y a-t-il aucune raison de la pratiquer.

2° RÉTRÉCISSEMENT NON CANCÉREUX DE LA VALVULE DE BAUHIN

α. *Dilatation du rétrécissement.* — Deux procédés ont été employés : une fois, Barton fit la divulsion digitale du rétrécissement par une boutonnière faite au préalable à l'iléon et refermée ensuite ; la récidive fut rapide et nécessita une seconde

(1) *Revue de chirurgie,* 1893, p. 928.

intervention qui cette fois fut la résection (obs. 9); dans deux cas, en 1887 et en 1890, Péan employa un procédé imaginé par lui : il consiste à faire une incision longitudinale au niveau de la valvule; par celle-ci on pratique la résection de la valvule; ensuite la plaie longitudinale est suturée transversalement. Le premier opéré est mort de shok, le second est parti guéri.

Maintenant que la preuve de la bénignité relative de la résection de l'anse iléo-colique pour tuberculose est faite, ce procédé doit être mis absolument de côté, tant à cause de l'incertitude des résultats que du pronostic opératoire qu'il comporte.

β. L'*anus artificiel* ne peut être que cité pour mémoire; on se trouve en présence, en effet, de malades qui, n'ayant pas cette cause de dépression considérable qui est le cancer, jeunes d'habitude, sont parfaitement en état de supporter une opération radicale ou tout au moins l'entéro-anastomose.

γ, δ. — Des deux autres procédés de traitement : *entéro-anastomose* de Maisonneuve, ou *iléo-colororraphie sans résection*, l'entéro-anastomose est assurément le plus simple et le plus bénin; mais elle a ce grave inconvénient qu'elle ne permet pas d'agir ultérieurement sur la lésion; au lieu qu'en faisant l'entérorraphie, on peut jusqu'à un certain point extérioriser la lésion et permettre d'agir sur elle pour tâcher d'amener sa guérison. Cette pratique a été employée deux fois avec de très bons résultats.

Elle fut pratiquée une première fois par Hochenegg, le 28 mai 1891, à la clinique d'Albert; une deuxième fois par Frank pour une tumeur tuberculeuse qui lui parut inenlevable; l'iléo-colorraphie fut faite par apposition latérale et un segment intestinal de 70 centim. environ fut isolé dont les deux extrémités furent fixées dans la plaie. La malade fut présentée à Vienne en mai 1892 ; elle allait bien, sa fistule sécrétait peu, peut-être même une résection secondaire de la tumeur deviendrait-elle possible par suite de la diminution de celle-ci : dans tous les cas, c'est vers ce but que doit tendre le chirurgien ; une semblable possibilité est survenue dans le cas de Hochenegg, je ne sais s'il a réalisé son intention de faire cette résection secondaire. Quant à l'entéro-anastomose, elle a été faite avec succès par Von Hacker à la clinique de Billroth le 6 août 1887 pour une tumeur tuberculeuse non enlevable ; j'ai dit pour quelle raison l'iléo-colorraphie est actuellement préférée.

Mise en parallèle avec la résection, l'entérorraphie convient aux cas où la tumeur serait difficilement extirpable : c'est dans deux cas semblables qu'elle a été faite. Tel est le cas de Czerny (obs. 51) où l'uretère fut blessé, tel le cas 16 de Billroth (obs. 46) ; nous pensons même qu'au lieu de réserver cette opération aux cas très difficiles, on devrait l'appliquer aux cas où on a, en commençant l'opération, quelque doute de la mener à bien ; néanmoins elle restera un traitement d'exception en présence des nombreuses fois où la résection est possible ; nous voyons, en effet, que sur 29 cas de tuberculose opérée, l'indication de la pratiquer s'est montrée 5 ou 6 fois, soit dans un cinquième ou un sixième des cas.

### 3° Invagination chronique

Le traitement de l'invagination chronique a été parfaitement bien étudié par M. le Dr Boiffin, de Nantes, dans un article des *Archives provinciales de Chirurgie* de 1892 ; et nous ne saurions mieux faire que de suivre le plan de ce travail en en acceptant les traits généraux.

L'expectation donne une mortalité considérable que Rafinesque (thèse de doctorat, 1878) estime à 96 p. 100 ; cette seule constatation ordonne l'intervention : les moyens mécaniques ne sont plus indiqués et sont même contre-indiqués à cette période de la maladie : c'est à la laparotomie qu'il faut recourir.

Avant d'entreprendre le traitement de l'invagination, l'opérateur doit être bien pénétré de cette notion que le danger de l'invagination chronique réside moins dans l'obstacle au cours des matières, qui n'existe souvent pas que dans l'existence d'une lésion grave par elle-même, où peuvent se produire des accidents de sphacèle ou de perforation menaçant le patient de deux accidents : l'hémorrhagie et la péritonite. Voilà donc pourquoi l'entérostomie simple devrait déjà être rejetée d'une façon absolue si nous n'avions pas encore pour le faire les mêmes arguments qui nous l'ont fait rejeter dans les cas précédents.

Pour les mêmes raisons, nous rejetterons l'entéro-anastomose, ou l'iléo-colorraphie ; malgré qu'elles aient donné dans les 3 cas où elles ont été employées des résultats constamment bons (Hochenegg 1 cas, d'après Boiffin qui le considère comme une invagination chronique ; Boiffin 1 cas ; Rutherlead Morrisson 1 cas, 60e cong. de chir. britannique). Il est deux autres raisons pour lesquelles l'entérectomie me semble préférable. La première, c'est qu'elle est assez facile lorsque l'intestin est mobile, non fixé, disposition que nous avons toujours considérée comme contre-indiquant l'entéro-anastomose. D'autre part, habituellement l'invagination est produite par un carcinome de la valvule, qu'on ne peut généralement pas diagnostiquer, car il est petit et dont on manque ainsi malheureusement l'ablation dans un cas qui pourrait plus qu'aucun autre laisser espérer une guérison radicale.

Deux procédés nous restent : la *désinvagination* et la *résection*.

La première est possible, même après un temps assez long ; Braunn (*Arch. für klinische Chirurgie*, 1886) donne 28 cas où elle fut pratiquée avec 12 cas où elle réussit ; ces chiffres nous montrent la gravité de l'intervention lorsqu'elle est faite d'une façon systématique ; il est évident que parmi ces 28 cas il en est un certain nombre, nous dirions volontiers presque tous ceux qui se sont terminés par la mort, où la désinvagination fut faite avec des violences trop considérables, et dans ces cas on s'expose à un triple danger : déchirure de l'intestin qui s'est produite souvent, gravité de traumatisme, réduction d'un intestin altéré qui se sphacélera ou, même sans cela, qui, déjà infecté, donnera naissance à une péritonite. Cependant nous n'oserions pas étendre la proscription de la désinvagination aux cas où celle-ci est récente ; elle est alors d'un emploi général et Czerny lui-même l'a employée avec succès dans un cas (obs. 26 de son tableau) ; elle donne alors des succès presque constants ; mais nous engagerons à rechercher après réduction le carcinome ; et si un épaississement de la paroi laissait des doutes, nous conseillerions de faire une entérotomie exploratrice.

De ces considérations il nous semble résulter que : la réduction de l'invagination devra être tentée mais toujours avec une grande modération. Quand elle n'aura pas pu être faite, c'est la résection qui convient; elle convient également si, la réduction étant opérée, on s'aperçoit de l'existence d'un carcinome ou si on trouve les parois de l'intestin quelque peu altérées.

Elle n'est contre-indiquée que par un état de faiblesse grave de l'opéré, et si dans ce cas elle semble devoir présenter quelques difficultés, soit du fait d'adhérences, soit du fait de l'étendue de l'invagination, c'est alors l'entéro-anastomose qui convient.

### 4° Fistule stercorale et anus contre nature

La résection secondaire de l'intestin pour anus contre nature est, d'après les statisque de Goetz : une opération très grave, aussi la rejette-t-il absolument pour préconiser les divers procédés d'entérorraphie. Nous nous rallions volontiers à son opinion. Mais les résultats qu'aurait obtenus la même opération portant sur l'anse cæcale sont tellement différents qu'ils permettent peut-être des conclusions différentes. Je crois, en effet, qu'à cause de l'isolement relatif de l'anse cæcale sa résection, surtout dans le cas particulier, offre un danger bien moindre, mais néanmoins les résultats sont tellement discordants que j'engage à faire des réserves (peut-être est-ce une série exceptionnellement heureuse, peut-être les cas néfastes n'ont-ils pas été publiés), et je crois que l'entérorraphie simple reste le procédé de choix et qu'il faut commencer par l'essayer; la résection pourra être faite quand la ou les premières interventions seront restées sans résultat et qu'on sera bien convaincu que, par suite de la disposition des organes, elles ne peuvent pas réussir.

Dans le cas de fistule stercorale, la thèse est différente; la mortalité élevée que donne la résection dans ce cas engage à la proscrire, puisqu'il ne s'agit en somme que d'une lésion dont la gravité est faible; je sais bien que Blin indique au contraire dans sa thèse (fistules pyo-stercorales, 1879) un chiffre élevé de morts dues à l'existence de fistules pyo-stercorales, presque le quart, mais ce nombre renferme des cas anciens qui ont été mal traités ; il renferme surtout des cas où l'étendue des lésions n'eût même pas laissé songer à la résection.

Les cas qui prêtent à la résection, ceux où elle fut faite, ne sont pas les cas de fistules graves avec suppurations diffuses ou foyers étendus, mais ce sont (lisez les observations) des cas où existaient seulement des trajets dont la dissection et l'isolement furent faciles : or ce sont des cas qui peuvent guérir avec des interventions sans gravité (dilatations et grattages, ouvertures larges).

Je ne pourrais pas dire ce que valent l'entéro-anastomose et l'iléo-colorraphie appliquées à ces cas, chacune de ces méthodes n'a été pratiquée qu'une fois : l'entéro-anastomose par Richmond, le 11 septembre 1890 (*New-York medical Journal*, 20 décembre 1890), l'iléo-colorraphie par Billroth, le 20 décembre 1882 (obs. 2 de la série); les deux fois la mort se produisit.

Une intervention meilleure peut-être serait celle que M. le Dr Tuffier m'a dit avoir faite récemment : elle a consisté à enlever la fistule et la partie adjacente du cæcum, puis à réunir la plaie cæcale par une entérorraphie latérale. Donc je crois que la résection de l'anse iléo-colique pour fistule pyo-stercorale ne doit être entreprise que : 1° s'il y a danger pour le malade à conserver sa fistule plus ou moins longtemps ; 2° si on a la conviction que seule la résection peut amener la guérison.

**Résection en deux temps.** — Je n'ai jusqu'ici envisagé que la résection pratiquée en un seul temps ; dans ces dernières années, on tend à la faire en deux temps ; ou plutôt la résection en deux temps à été pratiquée depuis fort longtemps, mais son histoire se divise en deux périodes dans chacune desquelles la méthode est toute différente.

Dans la première période, elle consistait à terminer la résection par un anus dont on cherchait ensuite à obtenir la guérison. Actuellement faire la résection en deux temps consiste à faire l'iléo-colorraphie dans une première opération et dans une seconde opération à faire l'ablation du segment isolé.

J'ai discuté plus haut la première méthode et rejeté absolument cette pratique qui ajoute un double danger à l'opération de la résection :

1° Création d'un anus artificiel plus grave que l'entérorraphie ;

2° Nécessité de faire une nouvelle opération, d'un pronostic variable.

La deuxième méthode n'est encore qu'à son début ; l'iléo-colorraphie avec fixation au dehors des extrémités non réséquées a été faite plusieurs fois, mais une seule fois (Davis Colley) la résection secondaire fut pratiquée. Je rappelle que Hochenegg dans un cas indique la possibilité de la pratiquer ; je pense que dans l'avenir cette méthode prendra plus d'extension ; elle remplace en effet une intervention dangeureuse par deux qui le sont beaucoup moins. Il est vrai de dire que lorsqu'on a fait l'isolement de l'anse cæcale, l'atrophie de celle-ci devient parfois assez considérable  pour que la deuxième opération complémentaire devienne inutile.

# CONCLUSIONS

La résection de l'anse iléo-colique est une opération dont la gravité dépend beaucoup du cas auquel elle est appliquée.

Elle doit être absolument rejetée du traitement des cas d'obstruction aiguë.

Elle ne convient qu'aux cas de cancer bien limité de l'anse cæcale, dans les autre cas c'est l'entéro-anastomose de Maisonneuve qu'il faut de préférence pratiquer.

Elle doit être faite dans presque tous les cas de rétrécissements tuberculeux ou cicatriciels de la valvule de Bauhin et n'est contre-indiquée que s'il existe des adhérences trop étendues ; c'est alors l'iléo-colorraphie sans résection qu'il faut faire.

Dans l'invagination, elle conviendra quand des tentatives de désinvagination, d'ailleurs très doucement faites, n'auront pas réussi, ou si on a quelques doutes sur la vitalité du segment désinvaginé : dans les deux cas, elle est le procédé du traitement exclusif.

Dans le cas de fistule stercorale ou d'anus contre nature, on doit être fort réservé sur son emploi.

# TABLE DES MATIÈRES




IMPRIMERIE LEMALE ET Cⁱᵉ, HAVRE

9 782014 057317